中医传统老药方

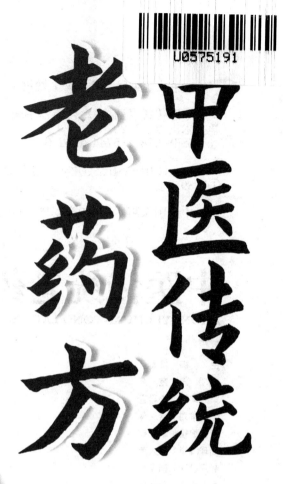

金银花，连翘，黄芩，黄柏，黄连，虎杖，
栀子，重楼，柴胡，板蓝根，蒲公英，地骨皮，
知母，生地，黄玄参，胖大海，大血藤，赤芍，
白头翁，牡丹皮。

侯鑫磊／主编

吉林科学技术出版社

U0575191

图书在版编目（CIP）数据

中医传统老药方 / 侯鑫磊主编. -- 长春：吉林科
学技术出版社，2024.9
ISBN 978-7-5744-1062-6

Ⅰ．①中… Ⅱ．①侯… Ⅲ．①方剂－汇编 Ⅳ．
①R289.2

中国国家版本馆CIP数据核字(2024)第057845号

中医传统老药方

ZHONGYI CHUANTONG LAOYAOFANG

主　　编　侯鑫磊
出 版 人　宛　霞
策划编辑　李思言
全案策划　吕玉萍
责任编辑　董萍萍
助理编辑　丑人荣
封面设计　韩海静
内文版式　郭红玲
幅面尺寸　173 mm × 244 mm
字　　数　176千字
印　　张　20
印　　数　1~10 000册
版　　次　2024年9月第1版
印　　次　2024年9月第1次印刷
出　　版　吉林科学技术出版社
发　　行　吉林科学技术出版社
地　　址　长春市福祉大路5788号龙腾国际大厦A座
邮　　编　130118
发行部电话/传真　0431-81629398　81629530　81629531
　　　　　　　　　　　　81629532　81629533　81629534
储运部电话　0431-86059116
编辑部电话　0431-81629517
印　　刷　唐山玺鸣印务有限公司
书　　号　ISBN 978-7-5744-1062-6
定　　价　59.00元

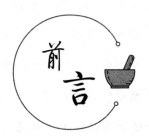

前言

　　中医作为中华文明的瑰宝，距今已有千年的历史。然而，中医不仅是历史的见证者，更是不断发展和演变的医学体系。中医承载着丰富的医学智慧，凝聚了千百年来医学大师们的实践经验。它的演进是一个不断完善和丰富的过程，从最早的经验积累到系统化的理论构建，中医的发展都在不断地前进。

　　中医的发展传承了古老的文化和智慧，吸收了现代医学的成果。这种融合形式使中医更具竞争力和可持续性，并为人们提供了更多的选择，以维护和改善身体的健康。此外，中医的一些传统治疗方法，在世界范围内的传播也更加广泛。越来越多的国家和地区也开始学习和应用中医，试图将其融入自己的医疗体系。

　　中医涵盖了许多传统的老药方，这些老药方都是医学大师们的经验和总结的结晶。这些老药方经过千百年的实践验证，被广泛用于治疗各种疾病和维护健康。这些老药方不仅是一些草药的完美组合，也是医治疾病的传奇秘方，更是博大精深的中医治疗原理的巧妙应用。它们反映了中医的独特视角，强调了身体的整体性和平衡性，并帮助人们更全面地考虑自身的健康需求。

　　《中医传统老药方》是一本集合了千年中医智慧的医学宝典，旨在为广大读者提供有关糖尿病、高血压、胃肠病、妇科病、皮肤病、肝胆病、呼吸系统疾病、心脑血管病等多种常见疾病的近 400 个传统中医药方，每一个药方都提供了详细的用量用法，方便读者按照实际情况调配和应用药物。此外，本书还附带了主治功效、方义简释以及方中按语，解释了药方背后的逻辑和治疗原理，有助于读者更好地理解中医药学的精髓。

本书汇聚了传统中医药的精华，为患者提供了一种新的治疗选择，可以作为辅助治疗或替代治疗的方案；为医疗从业者提供了宝贵的临床经验和案例，有助于其提高治疗水平；为读者提供了全面实用的医疗知识和文化体验，开启了一扇了解中医药文化的窗户，让读者深入体验古老智慧的魅力。这种综合性的内容使得本书成为宝贵的资源，以促进中医药文化的传承和应用。

在现代医学日新月异的背景下，我们不能忽视传统中医药的重要性。无论您是想寻求疾病治疗的帮助，还是对中医文化充满好奇，本书致力于为广大读者提供宝贵的资源，帮助读者更好地理解、尊重和应用中医药文化。

本书不仅是一本医学参考书，也是一扇通向中医药文化的窗户。希望读者通过阅读本书，能够更深入地领悟中医药的独特治疗原理，并学会如何将这一传统医学与现代医学相互融合，以获得良好的治疗效果。从翻开这本书的第一页开始，我们邀请您一同踏上中医的征程，感受古老智慧的奇妙，共同追求健康和幸福的目标。

最后，真诚地祝愿这本书能够带领您走进中医的奇妙世界，为您的明天带来更多的希望和健康！

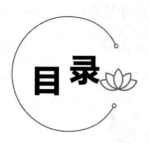

目 录

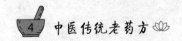

第七章　呼吸病老药方

第八章　心脑血管病老药方

第一章　糖尿病老药方

　　糖尿病是一种以高血糖为特征的代谢性疾病，通常被分为Ⅰ型糖尿病和2型糖尿病。

　　Ⅰ型糖尿病：旧称胰岛素依赖型糖尿病，是一种代谢紊乱综合征。常见症状是口渴、多饮、多尿、多食、乏力、消瘦，体重急剧下降。此病好发于儿童或青少年期，也可能发生在一生中的各个年龄段，尤其是更年期。

　　2型糖尿病：旧称非胰岛素依赖型糖尿病或成人发病型糖尿病，是一种慢性代谢疾病。常见症状是烦渴、频尿、不明原因的体重减轻，还包括多食、疲倦或四肢酸痛等。此病好发于35～40岁之后，这个年龄段的患者占糖尿病患者的90%以上。

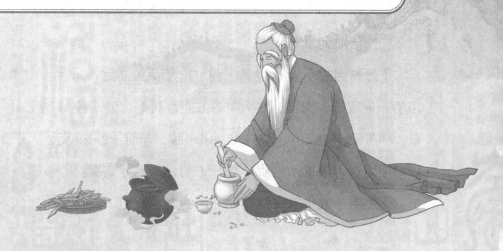

第一节　血瘀型糖尿病

血瘀型糖尿病，主要表现为先天禀赋不足，阴津亏损，燥热偏胜，伤阴耗气，阴损及阳，导致气阴两虚。阴虚则内热，耗灼营血，气虚无力推动血行，均可导致瘀血，因此瘀血始终贯穿疾病过程中。

血瘀型糖尿病的治疗原则为"血行"，即"活血化瘀"是本证的治疗大法。活血化瘀必须辨证，气血相关，不可分离。气虚血瘀则益气活血，气滞血瘀则行气活血，阴虚血瘀则养血活血，随证变通则取效满意。

1. 活血利水丸

【原料组成】生地黄、山药、山茱萸各9克，黄芪、白术、丹参各10克，制附子、肉桂、熟大黄各6克，茯苓、猪苓各11克，泽兰、益母草、葶苈子、冬瓜皮、桑白皮、川牛膝、车前子各28克，大枣3枚。

【用量用法】水煎服，每日1剂，每日分2次。

【主治功效】补肾健脾，利水活血。适用于血瘀型糖尿病。

【方义简释】活血利水丸加减组方，药用生地黄、白术、山药、山茱萸、茯苓、泽兰、益母草、车前子、川牛膝、制附子、肉桂、黄芪、丹参、熟大黄。

【方中按语】方中的黄芪、山药、白术、茯苓补气健脾；生地黄、山药、山茱萸补肾；制附子、肉桂化气温阳；泽兰、益母草、川牛膝、车前子、丹参利水活血消肿；熟大黄活血利湿去浊。可加穿山甲（代用品）、水蛭以加强活血作用，也可合五皮饮以加强利水作用。

2.活血养阴汤

【原料组成】山药 28 克，苍术、当归各 13 克，黄芪、泽泻、黄精、牡蛎各 18 克，虎杖 23 克，玄参、川断、茯苓各 16 克，木香 6 克。

【用量用法】水煎服，每日 1 剂，每日分 2 次，于早晚服用。

【主治功效】活血养阴，益气培土。适用于血瘀型糖尿病。

【方义简释】在治疗上，本方从脾、肺、肾三脏入手，健脾、保肾、润肺，同时祛痰浊瘀血解毒。糖尿病的各种并发症是毒邪郁于体内所致，故解毒贯穿治疗的始终。选药以平泻平补为主，黄芪、山药、黄精保肾健脾；当归活血养血；虎杖清热解毒。诸药寒热并用、阴阳气血并调、攻补兼施，共奏标本兼治之效。

【方中按语】许多老年糖尿病患者年老体弱，病史较长，经多方治疗效果不佳。故用益气培土、活血补气法取效，其中健脾是治疗的关键，脾主运化，脾为后天之本、气血生化之源，脾肾同源，脾胃居中州，旁及四肢，在病例中首重健脾。用黄芪、山药、白术、茯苓健脾培土，佐以少量木香开胃醒脾。

3.活血泄浊汤

【原料组成】地骨皮、当归尾、牛膝各 16 克，翻白草 60 克，黄芪 28 克，赤芍、地龙、川芎、桃仁、红花各 13 克。

【用量用法】水煎取汁，每日 1 剂，每日分早晚 2 次温服，3 个月为 1 个疗程。

【主治功效】活血益气通络，解毒清热泻火。适用于糖尿病肢体动脉闭塞症。

【方义简释】方中的翻白草味甘微涩，性平，解毒清热，止血消肿。地骨皮是茄科植物枸杞的根皮，味甘淡，性寒，凉血退蒸，降火清肺，止渴生津。翻白草、地骨皮对 2 型糖尿病患者具有显著的降血糖、降血脂作用。诸药合用，标本兼治，共奏其效。

【方中按语】糖尿病是一种终身性疾病，可防可治但不能根治，是典型的慢性病之一。久病必瘀闭，甚至经年累月，外邪留着，气血皆伤；其化为痰瘀，阻碍经络，必然会导致经脉不畅，络脉闭塞，从而并发肢体动脉病变。活血泄浊汤是补气除虚养血化瘀的代表方，适用于半身不遂、口眼㖞斜等症。

4.多味地黄汤

【原料组成】山茱萸、生地黄、当归、丹参各 16 克，牡丹皮、泽泻、茯苓各 13 克，黄芪 18 克。

【用量用法】水煎服，每日 1 剂，每日分 2 次服。10 天为 1 个疗程，疗程间隔 2～3 天，3 个疗程后观察疗效。

【主治功效】活血化瘀，益气养阴。适用于 2 型糖尿病。

【方义简释】方中的黄芪益气健脾生津；生地黄补肾滋阴，益髓填精；山茱萸补养肝肾，配泽泻利湿泄浊；牡丹皮清泻相火，并制山茱萸之温涩；茯苓益气健脾，加用当归润燥养阴，丹参活血养血凉血。

【方中按语】糖尿病是中老年临床常见病和多发病之一，属中医学消渴。患者在糖尿病饮食加运动以及服用降糖药控制血糖时，多出现口干、口渴、腹胀、疲乏腰困、尿频、手足心热等症状，随着病情逐渐加重。在西药的基础上，采用中药治疗，对缓解此类症状有明显作用。

❀ 5.温经通络汤

【原料组成】延胡索、当归、玄参各 16 克，生黄芪、丹参各 28 克，红花、牡丹皮、地龙、川牛膝、桃仁各 13 克，三七、桂枝各 6 克。

【用量用法】水煎取汁，每日 1 剂，每日分 2 次于早晚服。15 天为 1 个疗程，可治疗 2 ~ 3 个疗程。

【主治功效】活血益气化瘀。适用于血瘀型糖尿病。

【方义简释】方中的生黄芪、玄参滋阴益气；当归、牡丹皮、延胡索、桃仁、红花、地龙、丹参、三七化瘀活血；桂枝通络温经；牛膝引药下行。诸药合用，相得益彰。

【方中按语】由于糖尿病脂肪代谢障碍，脂质沉积，使微血管管腔狭窄，血液呈高凝、高黏滞状态，致血流缓慢，血流量减少，使神经组织缺血、缺氧、营养不良，从而造成神经纤维退行性变。不安腿综合征，当属中医学"血痹"范畴。消渴经久不愈，致瘀血内停，气虚不畅，使经络阻滞不通，不通则痛，故出现麻木、疼痛诸症。

❧ 6.补肾降糖汤

【原料组成】熟地黄 23 克，山药、山茱萸、枸杞子、天花粉、丹参各 16 克，赤芍 18 克，制附子 4 克，肉桂 2 克，黄连 6 克，女贞子 11 克，菟丝子 28 克。

【用量用法】水煎服，每日 1 剂，每日分 2 次服，28 天为 1 个疗程。

【主治功效】健脾补肾，活血化瘀，养阴益气。适用于 2 型糖尿病。

【方义简释】方中的熟地黄、枸杞子、山茱萸、菟丝子、女贞子益阴补肾；山药益气健脾；丹参、赤芍活血化瘀，清降血脂，改善血液黏稠状态；肉桂配黄连交通心肾；另外于大队补阴药中少佐附、桂，起到从阳引阴，阳中求阴，以滋化源之效。诸药合用，健脾补肾，养阴益气，化瘀活血，标本兼固。

【方中按语】肾为先天之本，脾为后天之本，气血生化之源，补肾需先健脾，故以健脾补肾来治其本。

❧ 7.培土化湿行瘀汤

【原料组成】黄芪 23 克，黄精、山药各 28 克，虎杖 18 克，苍术、白术、当归各 13 克，木香 4 克。

【用量用法】水煎服，每日 1 剂，每日分 2 次服。

【主治功效】化湿行瘀培土。适用于血瘀型糖尿病。

【方义简释】方中的黄精，性平味甘，养阴益气；黄芪，味甘性微温，补诸虚不足；当归，味甘、辛，性温，破瘀血、养新血；虎杖，味甘、性寒，化瘀活血、利湿清热解毒。诸药合用，共奏培土化湿行瘀之效。

【方中按语】中医学认为，脾胃失常、血瘀阴虚、体内"毒"物质的堆积，是糖尿病发病和难以恢复的重要因素。中医临床用培土解毒活血的方法治疗糖尿病取得了显著的疗效，不仅可以针对糖尿病的高血糖，而且有益于其并发症的防治，值得人们研究。

8.活血化瘀汤加减

【原料组成】当归尾 16 克，黄芪 20 ~ 40 克，赤芍 16 克，地龙、川芎、桃仁各 13 克，红花 6 克。

【用量用法】水煎服，每日 1 剂，每日分 2 次服，早晚各 1 次。

【主治功效】活血化瘀，益气通络。适用于 2 型糖尿病。

【方义简释】方中重用黄芪，补气益气，使气能率血而行；当归、桃仁、赤芍、地龙等大量化瘀活血之品生新以治标。中医药理研究证明，黄芪、川芎能增加脑组织葡萄糖含量，促进葡萄糖利用，也能改善微循环，降低血黏度，减少自由基，抗氧化；地龙含大量水解蛋白酶等各种血栓溶解因子，能溶解血栓及动脉硬化斑，可软化血管，恢复动脉弹性，降低血小板黏附和全血黏度。

【方中按语】中医言"元气既虚，必不能达于血管，血管无气，必停留而瘀"。本方出自王清任《血证论》，为活血补气经方。

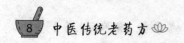

第二节　糖尿病通用方

糖尿病患者主要表现为口干口渴、多食易饥、烦躁易怒、心悸健忘、五心烦热、舌红少苔、脉细数，可以考虑用中药来进行治疗，常用的方剂有双补合剂、养阴生津汤、气复阴回汤、滋阴补肾汤、首乌活血汤等。

需要注意的是，在使用中药控制不了的情况下，建议使用西药搭配治疗。治疗期间，首先，要将血糖控制在正常范围内，控制好饮食，要注意多吃蔬菜；其次，要注意定期测量，尤其是空腹血糖和餐后两小时血糖；最后，还要加强锻炼。

1. 双补合剂

【原料组成】何首乌、川石斛、黄精、生地黄各 16 克，黄芪、山药各 28 克，枸杞子、金樱子、丹参、桃仁泥各 13 克。

【用量用法】将药煎成 180mL，每服 60mL，每日 3 次，温开水冲服。亦可作煎剂服，每日 1 剂，每日服 2 次。

【主治功效】养阴益气，和血通脉。适用于病程超过 1 年，症状已多不明显，而尿糖、血糖高于正常范围，甚至久治不愈的糖尿病患者。

【方义简释】方中的何首乌、枸杞子、生地黄填精滋肾；川石斛生津养阴；黄芪、山药益气健脾，黄芪补气力强又能升清，补气即可生津，升清即可布液；山药、黄精味甘淡、性平，补气益阴，补脾润肺固肾精；金樱子涩精缩尿，固摄下元精微；佐以丹参、桃仁和血通脉，丹参养血除烦安神，桃仁又能润燥，两药与黄芪相合，又有益气推动血行之功。

【方中按语】双补合剂全方益脾补气，助脾运，以固后天之本；养肾补阴，滋下源，以充先天之基；补肾健脾，固摄精微；通脉和血，以防治并发症。中医临床实践证明，本方降糖、降脂的作用十分显著，且对糖尿病在微血管病变基础上的并发症也有较好的防治作用。

2. 养阴生津汤

【原料组成】赤芍、桃仁、红花、苍术各 13 克，党参、元参、丹参、山药、天花粉、山萸肉各 18 克，川芎 6 克。

【用量用法】每日 1 剂，每剂煎 2 次，小火慢煎至 200mL，两煎药液混合共 400mL，上午、下午各服 200mL。连服 30 天为 1 个疗程。服 1 个疗程不愈者，可继续服第 2 个疗程。

【主治功效】益气养阴，活血化瘀。适用于糖尿病。

【方义简释】方中的党参、苍术健脾益气；元参、天花粉生津养阴；山药、山萸肉补肾滋阴；丹参、赤芍、桃仁、红花、川芎化瘀活血。全方有益气养阴、活血化瘀之功效。

【方中按语】消渴病的病因病机多为阴虚燥热，肾水不足。多食肥甘则脾胃蕴热，情志失调则肝火内炽，劳伤过度多导致肾阴虚损。以上诸因，均可形成上灼肺津，中耗胃液，下劫肾水之变。

3. 气复阴回汤

【原料组成】苍术、丹参各 18 克，黄芪、山药、生地黄、玄参各 28 克，枸杞子、赤芍各 16 克。

【用量用法】每日 1 剂，每剂煎 2 次，小火慢煎至 200mL，两煎药液混合共 400mL，每日服 2 次，每次服 200mL，28 天为 1 个疗程。

【主治功效】健脾益气，滋肾养阴。适用于糖尿病。

【方义简释】方中的黄芪、山药健脾益气，以助中焦运化之力；生地黄、玄参、枸杞子滋肾养阴，壮肾水，以降妄炎之火；丹参、赤芍活血化瘀，佐苍术除湿敛肺，补中寓消，滋而不腻。诸药合用，水升火降，中焦健运，气复阴回，血行瘀化，糖代谢即可复常。

【方中按语】在糖尿病的治疗中，尤以饮食治疗最为重要。脾胃运化失司，生化无源，久之肾失所充而发消渴。若脾虚不能润胃，或饮食不节，积热内蕴，消谷耗液，化燥伤津，津液不足，遂成胃燥伤津之消渴。脾胃运化失常，则聚湿生痰，甚至影响气血流通，会诱发并加重消渴病。

4. 滋阴补肾汤

【原料组成】生地黄、山药各 18 克，丹参 28 克，党参、当归、牛膝、赤芍各 16 克。

【用量用法】每日 1 剂，每剂煎 2 次，每次小火慢煎至 300mL，两煎药液混合共 600mL，分 3 次，饭前服。14 天为 1 个疗程。

【主治功效】活血行血，补肾滋阴。适用于糖尿病。

【方义简释】方中的当归、牛膝、赤芍活血行血；党参、山药健脾益气；生地黄补肾滋阴。全方有气阴双补、脾肾两健、化瘀活血之效。

【方中按语】糖尿病多以阴虚为本，燥热为标，两者互为因果，常因病程长短及病情轻重不同，它们的表现也各有不同。一般初病多以燥热为主，病程较长者则阴虚与燥热互见，日久则以阴虚为主，进而由于阴损及阳，导致阴阳两虚。

5.首乌活血汤

【原料组成】何首乌、黄精、生地黄各 18 克，天花粉 28 克，丹参、鬼箭羽、泽兰、泽泻、山楂各 16 克，白僵蚕 13 克。

【用量用法】水煎服，每日 1 剂，每剂煎 2 次，分上午、下午服用。首煎前先用清水浸泡诸药 30 分钟。

【主治功效】养阴润肺，活血化瘀。适用于老年性糖尿病并发高脂血症。

【方义简释】本方以何首乌、黄精、生地黄滋肾阴，壮肾水，益精血为君；丹参、鬼箭羽、泽兰化瘀活血为臣；天花粉生津养阴润肺为佐；泽泻、山楂、白僵蚕通络祛痰为使。全方集益肾、养阴、化痰、活血、通络于一炉。

【方中按语】中医学认为，本病多因素体虚弱，或因饮食不节，或因情志失调，或因脏腑虚弱，或因瘀阻，致使痰湿、痰热。一方面，直接耗伤阴津，使津气亏损；另一方面，痰热互结或痰郁化火，火盛伤阴，更有痰阻经络，气血津液不得输布，脏腑组织失于濡养而成消渴之疾。临床观察也表明，老年性糖尿病患者多身体肥胖，且肥胖者发病率高于正常人群。肥人多痰，素体痰湿乃为本质。

6. 黄芪柔肝汤

【原料组成】黄芪、生地黄、玉竹、益母草、丹参各18克，山药、薏苡仁各28克，白芍、香附（后下）、知母、牡丹皮各16克，柴胡13克，甘草6克。

【用量用法】每日1剂，每剂煎2次，分上午、下午服用，21天为1个疗程。首煎前先用清水浸泡诸药30分钟，以增加药效。

【主治功效】活血化瘀，益气健脾。适用于糖尿病。

【方义简释】方中的生地黄、玉竹养阴滋肾水；知母、牡丹皮泻火清热；黄芪、山药、薏苡仁健脾益气；白芍、柴胡解郁行气柔肝；丹参、益母草活血化瘀。

【方中按语】糖尿病的基本病机是以阴虚为本、燥热为标，故润燥清热、养阴生津为本病的治疗大法。由于常并发血脉瘀滞及阴损及阳的病变，以及易并发痈疽、眼疾、劳嗽等症，故还应针对具体病情，用方时合理地选用活血化瘀、解毒清热、益气健脾、滋补肾阴、温补肾阳等治法。

第三节 痰湿型糖尿病

痰湿型糖尿病,是由于患者受风、受凉所引起的外感湿热之邪。痰湿型糖尿病患者主要表现为舌苔厚腻、食欲差、腹部胀满、疲乏无力、头晕眼花、咳嗽痰多、身体肥胖、胸闷等症状。

痰湿型糖尿病患者一般比较肥胖,大多数脂肪肝患者同时伴有高血压、高血脂。部分患者还有可能出现胸闷、胃胀、食欲差、口腔黏膜发干,或口中有甜味、舌体胖大、伴有齿痕等症状。患者平时可以适当进行体育锻炼,以消耗体内多余的热量,从而辅助降血糖。

1. 化痰祛湿汤

【原料组成】白术、茯苓、赤芍、黄精、泽泻各 16 克,苍术、牡丹皮、陈皮 11 克,薏苡仁、丹参各 28 克,半夏 13 克,三七 4 克(冲服)。

【用量用法】每日 1 剂,水煎取汁 500mL,每日分 2 次,于早晚服用,2 周为 1 个疗程。

【主治功效】活血化瘀,化痰祛湿。适用于糖尿病肥胖病。

【方义简释】方中的白术、苍术、半夏利湿健脾化痰；陈皮理气化痰；泽泻、茯苓、薏苡仁渗湿利水；牡丹皮、赤芍、丹参、三七活血化瘀；黄精益气健脾养阴，也可防燥湿利水之剂伤阴。全方具有化痰利湿、化瘀活血之功。

【方中按语】肥胖是导致糖尿病发病的重要因素之一。中医学认为，肥胖者多脾虚湿盛，脾虚津液失运可生湿，湿邪阻碍可导致血瘀，瘀阻血流缓慢亦可生湿。故湿瘀常常相互影响，患者常有神疲乏力、小便混浊、舌苔厚腻等湿浊表现，日久又有口唇暗红、面色晦暗、皮肤色素沉着、肢端颜色异常等血瘀征象。

2. 清热祛湿散

【原料组成】薏苡仁 8 克，苍术、怀牛膝各 28 克，黄柏、佩兰、鸡内金、丹参、荔枝核各 11 克，黄连 4 克。

【用量用法】水煎取汁，每日 1 剂，每日分 2 次于早晚温服，30 天为 1 个疗程。

【主治功效】清热祛湿，通络活血。适用于 2 型糖尿病。

【方义简释】方中的黄柏、黄连清热利湿，佩兰芳香利湿，鸡内金、苍术、薏苡仁等健脾祛湿。久病入络，湿热内蕴，血行受阻，故以怀牛膝、丹参、荔枝核活血理气。湿祛热清，脾健糖运，脉畅络通，则血糖降而诸症除。

【方中按语】2 型糖尿病多为湿热内蕴型，病因饮食失节所致。过食肥甘厚味，导致内生湿浊，蕴酿成痰，痰浊留滞，脾失健运，水谷精微（糖、精）或泛于血脉而为血糖升高，或泛于膀胱而为尿糖升高。若迁延不愈，痰浊久郁化热，遂成湿热内蕴之证。此时治当清热除湿，方用清热祛湿散。

🪷 3.益肾填精饮

【原料组成】何首乌 16 克，生地黄、枸杞子、鬼箭羽各 18 克，泽泻 11 克，陈皮、水蛭各 13 克。

【用量用法】水煎取汁，每日 1 剂，每日分 2 次于早晚温服。28 天为 1 个疗程，一般服药 3 个疗程。

【主治功效】填精益肾，化痰祛瘀。适用于糖尿病高脂血症。

【方义简释】方中的生地黄、枸杞子、何首乌填精益肾，扶正培本；陈皮、泽泻理气健脾，化痰利湿；水蛭、鬼箭羽活血逐瘀，通血利脉。诸药共奏填精益肾、祛瘀化痰之功。中医药理学研究证实：生地黄、枸杞子能显著降血糖；何首乌含大黄酸和卵磷脂，能抑制胆固醇的吸收，提高胆固醇的代谢，阻止胆固醇沉积，延缓动脉硬化形成。

【方中按语】中老年人糖尿病多伴高脂血症，属中医学"消渴挟有痰浊""血瘀证"范畴。其发病机理是肾气渐衰，真阴真阳虚少，水不制火，消灼水谷精微；精气失充，脾阳不振，运化水谷精微功能减退，升清降浊无权。精微物质难于奉养机体，以致水湿凝聚痰浊内生，气机受阻，血脉不利；痰瘀互阻，化为脂浊，渐成糖尿病伴高脂血症。本方即依此而制。

🪷 4.葛根降脂方

【原料组成】葛根、丹参、黄芪各 18 克，三七 13 克，山楂、苍术、玄参各 16 克。

【用量用法】水煎服，每日1剂，每日分2次服，30天为1个疗程。

【主治功效】活血，通络，化痰，养阴益气。适用于2型糖尿病。

【方义简释】方中的三七、丹参、葛根活血通络；苍术、山楂健脾祛痰；黄芪、玄参养阴益气，有活血化痰、通络养阴益气之功。本方可减少心脑血管疾病的发生，并且有协同降低血糖的作用，是治疗糖尿病并发高脂血症的安全有效的中药煎剂。

【方中按语】2型糖尿病患者多脂代谢紊乱，可能是由于胰岛素相对不足或敏感度降低，特别是肥胖、胰岛素抵抗和高胰岛素血症者，说明糖尿病和多脂代谢紊乱有着十分密切的关系。胰岛素相对不足就会导致高脂血症，而多脂代谢紊乱又会提高血糖的控制难度。虽然部分患者通过血糖控制，高脂血症亦能得到改善，但有一部分患者的高血糖、高血脂难以控制。

✿ 5. 润燥滋阴汤

【原料组成】胆南星、甘草各6克，黄芪、葛根各28克，茯苓、瓜蒌各16克，苍术、枳壳、陈皮各13克。

【用量用法】水煎服，每日1剂，每日分2次服，28天为1个疗程。

【主治功效】祛痰化瘀，润燥滋阴。适用于痰湿型糖尿病。

【方义简释】方中的黄芪性温、味甘，益气升阳、健脾利水，胆南星苦凉而降，利湿化痰而无伤阴之弊。茯苓、苍术助君药以升阳健脾、除湿化痰，枳壳、陈皮理气降浊，四药共为臣药。瓜蒌清热祛痰、宽胸利膈、除胸腹胀满，葛根升清阳、生津止渴。甘草生津益气调和诸药为使药。全方升降并用、补泻同施、强劲化痰除湿而不伤正，治疗肥胖型糖尿病恰到好处。

【方中按语】肥胖型糖尿病患者的症状特点往往多饮并不十分显，而是口微渴，只需多次少饮；并不多食善饥，而是胸腹胀满食后为甚；并不多尿，不少患者排尿不畅，甚或双下肢浮肿；患病后体重并不减轻，而是更加肥胖臃肿；舌象并非质红、苔少乏津，而是舌淡或边有齿印、苔白润；大多数患者有头晕、短气、胸闷、四肢困重、口黏或有甜味等。

6.山药健脾化痰汤

【原料组成】人参、木香、半夏、甘草、肉桂各 13 克，黄芪、山药各 28 克，白术、茯苓、砂仁、陈皮、当归各 16 克，苍术、厚朴各 18 克。

【用量用法】水煎服，每日 1 剂，每日分 2 次服。15 天为 1 个疗程，一般连用 2～4 个疗程。

【主治功效】健脾，益气，化痰。适用于痰湿型糖尿病。

【方义简释】方中的人参、黄芪、白术、甘草补气健中；木香、陈皮理气，使之补而不滞；配当归养血补气活血；肉桂温运阳气，鼓舞气血生长使补之有根；山药、砂仁、茯苓利湿健脾；苍术、厚朴、半夏化痰理气。诸药合用，以达到扶正祛邪、攻补兼施、益气健脾化痰之功。

【方中按语】2 型糖尿病有脾胃受损、运化失司、痰湿阻滞的病理过程，此时无明显的口渴、多食、多饮、多尿、消瘦等阴虚内热的症状，而是以全身乏力、倦怠、气短、懒言、身体肥胖等脾气虚弱、痰湿阻滞症状为主。患者的空腹血糖可能正常，以餐后血糖增高为主，胰岛素水平不低，有些患者的胰岛素还可能增高，以胰岛素抵抗为主。

第四节　气阴两虚型糖尿病

气阴两虚又叫气阴亏虚，属于糖尿病的中医证候类型，主要与患者先天禀赋不足，体质虚弱，后天失养等因素有关。现代医学认为，糖尿病的发生与内分泌失调、饮食不当等因素也有一定的关系。

由于糖尿病属于一种慢性、消耗性疾病，容易耗损体内的阴液以及阳气，从而出现气阴两虚的情况，气阴两虚糖尿病患者会出现四肢无力、咽热咽痛、精神萎靡、出汗多、胸闷气短、口干口渴、大便干、小便多等症状。

1.润肺清热饮

【原料组成】生山药、沙苑子、生地黄各 24 克，黄芪 28 克，玄参、山茱萸各 18 克，五味子、知母各 9 克，人参面（冲服）4 克。

【用量用法】水煎服，每日 1 剂，每日分 3 次温服。

【主治功效】补肾滋阴,清热润肺。适用于气阴两虚型糖尿病。

【方义简释】方中的黄芪、人参养阴益气;生地黄、玄参增液养阴;生山药、山茱萸、沙苑子固摄补肾;五味子生津滋阴;知母降火清热,症状减轻后,减黄芪等药,加玉竹、麦冬生津养阴,何首乌、菟丝子补肾益精,续断、枸杞子、桑寄生益肾补肝。治疗消渴,无论上、中、下消首先宜从肾治,使阴精恢复,则病自愈。

【方中按语】糖尿病属中医学"消渴"范围。根据中医学理论口渴多饮为上消,善饥多食为中消,多尿或尿混浊为下消。病因病机多为嗜酒厚味,损伤脾胃,运化失调,内热化燥而伤阴,阴不敛阳,燥阳上灼肺阴,则烦渴引饮。炽灼胃阴,则消谷善饥。患者肾阴虚损,固摄无权则多尿。

2.清热生津汤

【原料组成】生地黄、玄参、牡丹皮、沙参、黄柏、地骨皮各 16 克,天冬、麦冬、知母、苍术各 11 克,山药、生黄芪各 28 克,生石膏(先煎)46 克,五味子 13 克,绿豆 100 克。

【用量用法】水煎服,每日 1 剂,每日分 2 次服。煎汤代水,7 剂为 1 个疗程。

【主治功效】养阴益气,生津清热。适用于气阴两虚型糖尿病。

【方义简释】方中的生黄芪、苍术、山药健脾益气,和中焦脾胃之气,调节上下焦和脾胃的关系;生地黄、麦冬、玄参养阴增液,以消除阴虚火亢之患;沙参生津补阴;知母、黄柏、生石膏清肺胃之热;牡丹皮、地骨皮清热凉血;绿豆清热以减少气化。

【方中按语】中医药理研究，石斛有升高血糖的作用，不宜用于治疗本病。泄热药多于大便干结时用之，最常用的是大黄，有时可合增液汤（玄参、生地黄、麦冬）同用，其他如芦荟、炒决明子、火麻仁、郁李仁等也有润下的作用，其他的苦寒药物，一般不宜过多使用，因苦能燥湿，痛越燥而热越甚，"消"越深。这是其治疗消渴用药的一大法则，临床必须顾及。

3. 壮火补虚汤

【原料组成】黄芪、山药、知母、葛根、五味子各 18 克，天花粉 28 克。

【用量用法】水煎服，每日 1 剂，每日 2 次，早晚各 1 次。

【主治功效】养阴益气。适用于糖尿病气阴两虚证。

【方义简释】方中的天花粉、知母、葛根生津养阴；黄芪、山药健脾益气。诸药合用共奏养阴益气之功，使脏腑滋润，气血充足则诸症消失。上药共用，既可调整糖代谢，又可预防各种并发症，是治疗老年糖尿病较为理想的方药。

【方中按语】老年糖尿病以阴虚为发病因素，多见阴虚热盛，阴虚在肺肾，热盛在肺胃；随着疾病的进展及正气的消耗，呈现气阴两虚之证。此时气虚以脾气虚为主，阴虚以肾阴虚为主。因此，气阴两虚是老年糖尿病的病理特点。基于上述认识，故以本方为基本方健脾益气，滋肾养阴，临床随症加减。

4. 健脾利水饮

【原料组成】生地黄、熟地黄各 11 克，山药 90 克，黄芪 60 克，山萸肉、云苓各 16 克，泽泻、牡丹皮各 13 克，玉米须、仙鹤草各 28 克。

【用量用法】水煎服，每日 2 剂，饭前 1 小时服用。

【主治功效】养肾滋阴，降血糖。适用于气阴两虚型糖尿病。

【方义简释】方中的熟地黄、生地黄滋肾养阴，益精补髓；山萸肉性温、味酸，滋肾益肝；山药、黄芪健脾益气，有气复津还之意；云苓、泽泻健脾利水，牡丹皮消虚热，虽然补泻并用，但以补为主。中医药理研究证实，生地黄配熟地黄，山药配黄芪有降血糖作用。

【方中按语】中医学认为，肾是先天之本，主藏精而寓阴阳。肾阴亏损则虚火内生，上燔心肺则多饮；中灼脾胃则消谷；阴虚阳亢固摄失司，故口渴小便量多。《石室秘录·消渴篇》曾明确指出："消渴之证，虽分上、中、下，而肾虚以致渴则无不同也。故治消之法以治肾为主，不必问其上、中、下之消也。"可见，消渴病以肾阴两虚为本。

第五节　脾肾亏虚型糖尿病

脾肾亏虚型糖尿病，是中医对糖尿病的另一种分类。根据中医学理论，脾肾亏虚型糖尿病的病机主要涉及脾肾虚和脾阴不足。肾为先天之本，如果肾阴亏虚，则会虚火内生，上燔心肺，则会烦渴多饮，还会影响脾胃的运化功能，导致多食饥饿。

脾肾虚容易患糖尿病，主要的发病机理是阴津亏损，燥热偏盛，主要是阴虚为本，燥热为标，病变的脏腑主要是肺、脾、肾，尤其是肾为关键，都与阴虚有关。脾阴不足表现为口渴多饮，多食善饥，脾气虚等症状。

1. 活血消肿方

【原料组成】生黄芪 30 ~ 60 克，生地黄 9 ~ 16 克，枸杞子 9 ~ 16 克，山茱萸、补骨脂、山药、鸡内金、丹参各 9 克，女贞子 12 ~ 16 克，葛根 16 克，甘草 6 克。

【用量用法】水煎服，每日 1 剂，每日分 2 次于早晚服。

【主治功效】补肾益脾。适用于脾肾亏虚型糖尿病。

【方义简释】方中的生黄芪甘、温，补气升阳，山药甘、平，补脾益肺肾，二药配伍，脾之气阴双补，肺、脾、肾三脏得益；又得葛根助脾升清阳之力，输津灌布全身，脾得健运则气血充足，通畅运化，四肢百骸、五脏六腑得养；生地黄、山茱萸、枸杞子、女贞子、补骨脂均为补肾药物，配伍养血滋阴，固肾涩精，固肾气，益元气，补真精。全方共奏益肾健脾、补气涩精之功，以达到脏腑得健、阴阳平衡、气血通畅、消渴自止的目的。

【方中按语】脾肾亏虚型患者体态肥胖，年高肾亏，加之病程较久，而致脾肾双亏。脾气不足，肢体失养，则四肢乏力；中气不足，则神疲懒言；肾虚骨骼失养，则腰膝酸软；阳气不足，气血双虚，心神不振，则精神疲惫；肾阳虚衰，浊阴弥漫肌肤，则面色暗而无泽。治宜益肾健脾，佐以化瘀活血。

2. 补肾化瘀方

【原料组成】苍术、玄参、五味子、牡丹皮各 13 克，黄芪、山药各 46 克，生地黄 28 克，山茱萸、茯苓各 16 克，枸杞子、地骨皮、丹参各 18 克。

【用量用法】水煎服，每日 1 剂，每日分 2 次温服，早晚各 1 次。

【主治功效】补肾健脾。适用于脾肾亏虚型糖尿病。

【方义简释】方中重用黄芪益气补中而止渴，山药益脾滋阴，固肾填精，补脾之力尤著，二者配伍，气阴兼顾，脾气健旺，下元固壮；苍术健脾燥湿，有"敛脾，治精不禁、小便漏浊不止"之功；玄参能壮肾水以制浮游之火，为滋阴降火之要药，能制苍术辛燥之性，又能健脾而滋阴。诸药合用，脾肾互济，阴阳并调，凉血清热，化瘀活血，达到标本同治目的。

【方中按语】中医学认为，脾肾亏虚是老年糖尿病的主要病因病机，是病之本，而瘀血阻滞是其主要表现。根据老年糖尿病的特点，可从脾肾论治，不必究其上、中、下三消，故择补肾健脾、活血化瘀之法治疗。

3. 脉络瘀阻方

【原料组成】当归、白芍各 13 克，西洋参粉 6 克（冲服），生地黄、丹参各 16 克。

【用量用法】水煎服，每日 1 剂，服药 1 个月为 1 个疗程。服药期

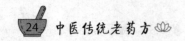

间控制饮食，并适当进行体育锻炼和心理疗法。

【主治功效】活血化瘀。适用于脉络瘀阻、肝肾阴亏证。

【方义简释】方中的西洋参味苦微甘、性寒，能养阴益气；当归、白芍、生地黄滋肝补肾、敛阴柔肝、消降虚火，且当归能养肝补血、又能行血，为血中之气药；丹参化瘀活血通络。诸药合用具有扶正益气，补肝益肾，活血通络之功效。

【方中按语】糖尿病属中医学"消渴"范畴，其病变脏腑与肺、胃、肾有关。由于阴虚燥热内生而致消渴，特别是老年人体虚正气不足，肝肾阴亏，气虚则血运无力，必致瘀血阻络，正如中医所说"无气即虚，必不能达于血管，血管无力，必停留而瘀"。故老年型糖尿病以气虚肝肾阴亏，虚火内生，瘀血阻络为主要病机。

4. 脾肾阳虚方

【原料组成】山药 18 克，黄芪、党参、熟地黄、枸杞子、淫羊藿、菟丝子各 16 克，茯苓、山萸肉、牛膝各 11 克，炒白术、杜仲、当归各 13 克。

【用量用法】水煎至 400mL，每次服 200mL，每日 2 次，早晚各服 1 次，20 天为 1 个疗程。

【主治功效】温脾补肾。适用于瘀血内阻、脾肾阳虚证。

【方义简释】方中的熟地黄、山萸肉、山药、枸杞子培肾补精，是为阴中求阳之用；杜仲、菟丝子补肝益肾，益精壮腰；党参补中益气，和脾养胃，除烦消渴；黄芪为降血糖之良药。黄芪配山药也是当代名医施今墨先生用于降血糖的有效对药。

【方中按语】糖尿病老年患者常多种疾病共存，脏腑亏虚，加之病程较长，缠绵难愈，病久燥热，耗气伤津，导致五脏俱损，而以脾肾阳虚为主，阳气亏虚，血液运行不畅，瘀血阻滞，常出现口干，多饮，畏寒，面容虚浮，四肢麻木等症，采用温脾补肾，化瘀活血，使脾肾阳气得以温煦，肢体得以温养。

5.除湿泄热汤

【原料组成】当归、金樱子、芡实各 16 克，黄芪、益母草各 28 克，水蛭、地龙、大黄各 13 克。

【用量用法】水煎取汁，每日 1 剂，浓缩至 500mL，每日分 2 次于早晚温服，2 个月为 1 个疗程。

【主治功效】益肾健脾，除湿泄热，活血化瘀。适用于糖尿病肾病。

【方义简释】方中的黄芪、当归益气健脾养血，改善糖代谢，减少尿蛋白，延缓肾功能恶化，有一定的降糖作用；水蛭、益母草、地龙通络活血逐瘀，改善微循环，抗凝血，抗血小板聚集，抑制血栓形成，增加肾小球血供，修复内皮细胞，改善肾功能。全方合用，能降低血糖、血脂及尿蛋白，改善肾功能，起到防治糖尿病肾病的作用。

【方中按语】中医学认为，脾为后天之本，气血生化之源。糖尿病多为长期进食肥甘厚味所致。脾的运化功能因肥甘厚味之食而受损，胃中积滞，伤阴耗津，蕴热化燥，致脾虚生湿，湿郁化热，日久成瘀。故糖尿病肾病基本病机为本虚标实。

6.补肾育阴汤

【原料组成】太子参、地骨皮、白僵蚕、荔枝核各28克，山药60克，生地黄、何首乌、山茱萸、天花粉、苍术、丹参、赤芍各18克，黄连11克，甘草6克。

【用量用法】每日1剂，水煎两次，取汁约500mL，每日分2次温服，2个月为1个疗程。

【主治功效】滋阴补气清热，化瘀理气活血。适用于2型糖尿病。

【方义简释】方中的太子参、山药、苍术、甘草健脾益气；生地黄、何首乌、山茱萸补肾滋阴；黄连清热燥湿；地骨皮、天花粉凉血清热，止渴生津；丹参、赤芍化瘀活血；白僵蚕通络散结；荔枝核理气行滞。全方共奏补气滋阴清热、理气活血化瘀之功效。中医药理学研究表明，太子参、山药、苍术、白僵蚕、黄连、地骨皮、荔枝核等药均有明显降低血糖的作用。

【方中按语】糖尿病通常伴有不同程度血脂稠和血液流变。患者脾肾亏虚、阴虚燥热、气滞血瘀应为本病的主要病因病机，但不同阶段侧重有所不同，总体应以"虚""瘀"而论。"虚"为脾肾之虚，为本病发病之本；而"瘀"乃因"虚"所致，是本病最终导致多脏器和组织器官受损的直接原因。

第六节　阴虚燥热型糖尿病

阴虚是指由于体内阴液不足，不能制约体内阳气，导致阳气相对亢盛，从而出现阴虚内热的情况。阴虚燥热就是阴虚火旺，是肾虚的一种表现，患者会有五心烦热、头晕耳鸣、失眠多梦、咽干颧红等表现症状。

此外，引起阴虚燥热的原因有以下几种：其一，肝肾阴虚。长期情志不遂、劳累过度等导致肝肾阴虚。其二，气滞血瘀。情志不畅、饮食不节、久坐不动等导致气血运行不畅。其三，湿热蕴结。饮食过度油腻、长期处于潮湿环境等导致湿热蕴结。

1. 气血双损汤

【原料组成】生地黄 23 克，葛根 50 克，黄连 13 克，甘草 4 克。

【用量用法】每日 1 剂，水煎取汁，每日分 2 次温服，28 天为 1 个疗程。临床治愈后用葛根药膳（葛根 100 ~ 250 克，加食品配料，炖服）等饮食调养。

【主治功效】清热养阴。适用于阴虚燥热型糖尿病。

【方义简释】方中的葛根性凉，味甘辛，无毒，含淀粉，可作食品用，养阴生津，清热润燥；生地黄清热滋阴，降血糖；黄连清燥除热，止消渴；甘草和中。诸药合奏养阴津、清燥热之功。药理研究表明：葛根素具有快速降血糖、降血压，加速细胞代谢，改善微循环，扩张冠状血管等作用。在消渴病临床治愈后，应用葛根药膳可使患者从用药物治疗转换到膳食调理，恢复日常生活，防止疾病复发，这也是治疗糖尿病的主要方法之一。

【方中按语】糖尿病病机为阴津亏损、燥热偏盛，病变涉及肺、脾（胃）、肾，而以脾（胃）、肾病变为主。肾主阴液，五脏之伤，穷必及肾。而脾胃居中，主土也，万物所归，无所复传；治疗当以养阴清热、健脾益肾为大法。

🪷 2. 扶助正气汤

【原料组成】生地黄 28 克，黄精 40 克，天花粉、山药、沙苑子各 16 克，玉竹 18 克，玄参、麦冬、黄芪、茯苓、黄连各 13 克，山茱萸 6 克。

【用量用法】水煎服，每日 1 剂，每日 2 次服，早晚各 1 次。

【主治功效】养阴益气，清火润燥。适用于 2 型糖尿病。

【方义简释】本方以黄精、玉竹、麦冬益肾滋阴；玄参、黄连、天花粉、生地黄泻肺胃之火，益肺胃之阴；山药、黄芪、茯苓健脾益气；沙苑子、山茱萸固摄温肾。本方以益气养阴，清润燥火为主，标本兼治，使肺、脾、肾三脏之阴得以滋养，燥热得以消除，扶助正气，血脉畅通，使临床症状得以缓解，血糖也能得以控制。

【方中按语】《医学心悟》曰："大法治上消者，宜润其肺兼清其胃……治中消者，宜清其胃兼滋其肾……治下消者，宜滋其肾兼补其肺……三消之治，不必专执本经但滋其化源，则病易痊矣。"

3.通阳化气汤

【原料组成】知母、生地黄、石斛、王不留行各 18 克，生山药 50 克，黄精、天冬、天花粉、葛根、仙茅各 16 克，砂仁 6 克，巴戟天 13 克，肉桂、红花各 4 克。

【用量用法】水煎服，每日 1 剂，每日分 2 次服。

【主治功效】温阳滋阴，生津化液。适用于阴虚燥热型糖尿病。

【方义简释】本方以知母、生地黄、天花粉、葛根、石斛、天冬、黄精生津养液以灭燎原之火，尽除燥邪；取肉桂、仙茅、巴戟天等药以化气温阳，进启散膏之少火；以红花、王不留行畅达经络气血之壅，进开通阳化气、蒸津生液之路。诸药合用，则"阳化气、阴成形"，阴复阳生，津回渴止，故收症消体复之佳效。

【方中按语】酒为米中之精华，五谷之精英，其性热质寒。若久食厚味肥甘，填塞腠理，使阳积化热，两热相结，导致津亏热燥，而燥性干涩，凝滞不通，则散膏之阳气不发，无以蒸津化液，滋肺养胃，而成阴阳俱虚之消渴。

4.脾肾两虚汤

【原料组成】山药、鬼箭羽各 28 克，黄芪 40 克，生地黄 18 克，天花粉 23 克，党参、枸杞子、白术、茯苓、丹参各 16 克，桂枝

13克。

【用量用法】水煎取汁，每日1剂，每日分3次服，1个月为1个疗程。服药期间，节饮食，远肥甘，禁房事，忌恼怒，勿劳累，戒烟酒，绝辛辣，畅情志，药养结合，事半功倍。

【主治功效】清热益气养阴，固肾健脾活血。适用于非胰岛素依赖型糖尿病。

【方义简释】方中的党参、黄芪、白术、茯苓益气健脾，敷布津液，助后天之源；山药、生地黄、枸杞子滋肾阴、补肾水、固肾补精；桂枝温通阳气，补而不滞；天花粉养肺肾之阴，生津清热；鬼箭羽、丹参化瘀活血、血行津布则燥热可解，瘀化气畅则阴液自生。诸药相伍，相得益彰，辨证加减，方取良效。

【方中按语】糖尿病发病原因：一为燥热阴亏，二为脾肾两虚。若烟酒无度，过食肥美，致脾胃积热，灼伤脾阴；若病日久，精微下泄，或正气亏虚、房事过度，皆可致阴精亏损。因肾为阴之本脏，又脾为后天之本，肾为先天之本，肾虚不能温养脾土，中焦虚弱，生化告竭，于是出现脾肾两虚，阴阳俱损之候。脾虚不能肥肌肤，则日渐羸弱，肾虚闭藏失职，故小便量多。治疗应养阴清热，固肾健脾。

❀ 5.清热止烦汤加味

【原料组成】石斛、天花粉、知母、麦冬、怀牛膝各16克，生石膏40克，熟地黄18克，葛根28克，肉桂6克，甘草13克。

【用量用法】水煎服，每日1剂，每日分2次服。

【主治功效】养阴生津，清胃泄热。适用于阴虚燥热型糖尿病。

【方义简释】方中的知母性寒、味苦质润，清滋兼备，既助生石膏清热除烦，又助熟地黄滋肾养阴；麦冬滋肾润胃，清心除烦；葛根升清而止渴升津；石斛、天花粉生津润胃止渴；怀牛膝引热下行，且补肝益肾，以上共为佐药。肉桂亦为佐药，辛热，与大剂寒凉药物配伍亦不助热，可防止寒凉伤中，且能蒸腾阴液上承，取阳化气、阴成形之意。甘草补中，调和诸药为使。诸药配伍清热与滋阴共进。

【方中按语】糖尿病的基本病机是燥热阴虚，其病理演变莫不与燥热阴虚有关，或在肺、肾，或在肺、胃。若燥热不除，津伤日久，则导致气虚。气虚以脾气虚为主，阴虚以肾阴虚为要，后期可致阴阳两虚。体内气血津液失常，则血液运行不畅，水液代谢受阻，而致瘀血、痰浊内生。痰浊、瘀血既可单独为病，也可交互为患，使病程缠绵难愈。临床治疗当清胃泄热，养阴生津。

✿ 6. 泄热润燥散加味

【原料组成】麦冬、熟地黄、山药、天花粉各 16 克，人参（或西洋参 6 克）、黄连各 6 克，枸杞子、山茱萸各 11 克，芦根 18 克。

【用量用法】水煎服，每日 1 剂，加水 400mL 煎取 200mL 药液，再加水 350mL 煎取 150mL 药液，两次煎药液相混，分早晚 2 次服。

【主治功效】滋阴益气，润燥泄热。适用于中老年 2 型糖尿病。

【方义简释】本方以人参为主药，生津益气，益智宁神；熟地黄、天花粉、山茱萸、枸杞子、山药、麦冬补肾滋阴，生津润燥；黄连、芦根清泄脾胃之热。诸药合用，共奏滋阴益气、泄热润燥之功。

【方中按语】糖尿病属中医学"消渴病"范畴，其主要病机以阴虚为本，燥热为标。上文记叙的病例，均为气阴两虚、燥热伤阴证，治以泄热润燥散加味，以养阴益气为主，泄热生津为辅。

7. 育阴生津止渴汤

【原料组成】西洋参6克，黄芪、山药、石膏（先煎）各18克，葛根、生地黄、麦冬、天花粉、知母各16克。

【用量用法】每日1剂，水煎取汁400mL，分早、中、晚服用，饭后服。

【主治功效】益气滋阴，清热润燥。适用于阴虚燥热型糖尿病。

【方义简释】方中的天花粉、葛根育阴止渴生津；石膏泻火清热、除烦止渴；麦冬、生地黄、知母清热养阴；西洋参益气养阴、泻火生津；黄芪、山药补气而统摄津液。诸药合用，共奏益气滋阴、润燥清热之功。

【方中按语】糖尿病是一种与多种因素有关的内分泌代谢失调性疾病，属中医学"消渴"范畴。其病机为阴津亏损，燥热偏盛，而以阴虚为本，燥热为标，故以益气滋阴、清热润燥为治疗大法。

8. 生津养液汤加减方

【原料组成】黄连6～11克，葛根20～50克。

【用量用法】水煎取汁，每日1剂，每日分2次温服，早晚各1次。

【主治功效】生津养液、清热润燥。适用于阴虚燥热型糖尿病。

【方义简释】本方广泛用于治疗糖尿病的诸多证候。方中葛根用量较大，多为36克左右。因其既可清泄肺胃实热，又能养液生津，对糖尿病患者的口干口苦症状有明显改善作用。黄连用量多为6～11克。

其过量易苦寒伤中，更易耗伤津液。有燥结者，长期服用则有加重便秘之弊，故无便秘者用之为宜。

【方中按语】若糖尿病患者症见不同程度的口干口苦、舌红苔黄、心中烦热或心下灼热，或反酸嗳气、脉数等内热征象，可以选用此方。对于寒热错杂或无典型里寒而有轻度热象者，亦可酌情选用。临证根据气血阴阳盛衰之不同，常辅以养阴益气、滋补肝肾、除湿健脾、解毒清热等法。

第七节　糖尿病肾病

糖尿病肾病，是由于长时间患糖尿病而导致的蛋白尿以及肾小球滤过率进行性降低。临床上将糖尿病肾病分为五期：第一期：肾小球高滤过和肾脏肥大期，早期的变化与血糖升高相对应，在血糖得到控制后会有所改善。第二期：正常白蛋白尿期，肾小球滤过率高于正常值。第三期：早期糖尿病肾病期，肾组织病理表现为肾小球结节样改变、小动脉呈玻璃样改变，这一期患者的血压较高。第四期：临床糖尿病肾病期，以 K-W 结节为特征，为典型的病理改变。第五期：终末期肾衰竭，由于肾小球的硬化，尿蛋白量降低。

1. 补肾固摄汤

【原料组成】黄柏、知母、生地黄、三七、女贞子、补骨脂、山茱萸、菟丝子、桑螵蛸各 16 克，丹参、龟甲各 23 克，红花 13 克，黄芪 28 克。

【用量用法】水煎服，每日 1 剂，每日分 2 次服，2 周为 1 个疗程。

【主治功效】补肾固摄，清消通络。适用于糖尿病肾病。

【方义简释】本方以知母、黄柏清泻虚火；补骨脂、菟丝子、桑螵蛸、黄芪等固摄补肾；而女贞子、生地黄、龟甲、山茱萸补肾滋阴、补髓填精；"通络"有丹参、红花、三七。故该方有清消通络、补肾固摄之功，对糖尿病、肾病有较好的作用。

【方中按语】糖尿病肾病的病机为本虚而标实，往往病程日久，日久入络，不论是肾阴虚、肾阳虚，或阴阳两虚型，均以"血瘀"贯穿该病的全过程。所以，现代医学在治疗该病时也主张使用抗凝药物治疗。

2. 茯苓肾气丸

【原料组成】生地黄、山药、山茱萸各 9 克，制附子、肉桂、熟大黄各 6 克，茯苓、猪苓各 11 克，泽兰、益母草、葶苈子、冬瓜皮、桑白皮、川牛膝、车前子各 28 克，大枣 3 枚。

【用量用法】水煎服，每日 1 剂，每日分 2 次服。

【主治功效】补肾健脾，利水活血。适用于糖尿病肾病。

【方义简释】方中的山药、茯苓补气健脾；生地黄、山药、山茱萸补肾益气；制附子、肉桂温阳化气；泽兰、益母草、川牛膝、车前子活血利水消肿；熟大黄利湿活血去浊。

【方中按语】糖尿病并发肾病的临床表现为四肢水肿，严重则有胸腔积液、腹腔积液、乏力、食欲缺乏、恶心或呕吐、畏寒怕冷、小便不利、苔腻、脉沉等症状，均为脾肾阳虚、水瘀内阻所致。脾虚不能运化水液，水湿内停，泛滥于肌肤，则为水肿；停于胸腔，则为胸腔积液；停于腹腔，则为腹腔积液。

3. 黄芪化瘀汤

【原料组成】干晒人参 11 克，黄芪 28 克，女贞子、丹参各 18 克，益智仁、芡实、桑寄生、生山药、泽泻各 16 克，土鳖虫 13 克，大黄粉 4 克（另包冲服），炙甘草 6 克。

【用量用法】每日 1 剂，水煎 2 次，共取药汁 450mL，分 3 次饭后温服。一般 30 天为 1 个疗程，连服 3 个疗程。

【主治功效】滋阴益气，化瘀活血，利水解毒。适用于糖尿病肾病。

【方义简释】方中的人参、黄芪大补元气；桑寄生、女贞子、生山药滋肝养肾之阴；芡实、益智仁敛固阴精；土鳖虫、丹参、大黄粉、泽泻利水、活血、泻毒；炙甘草调和药性。全方融益气、滋阴、活血、泻毒为一体，大补元气，阴阳互助，活血、排毒而不伤正。

【方中按语】糖尿病多属阴损阳、伤肾，其基本病机为肾阴阳俱虚，导致脾肺气虚，气不摄精，瘀血阻滞，湿毒内停。治疗上宜遵循中医"阴阳俱虚，将之以甘药"和"阴中求阳、阳中求阴"的原则。从糖尿病的基本病理因素考虑，还当选用兼具降糖作用的益气养阴之品。

4. 祛风除湿汤

【原料组成】防风、荆芥炭、蚕茧各6克，生地榆、炒槐花、茜草、赤芍、牡丹皮、芦根、白茅根、鬼箭羽各18克，生大黄2克。

【用量用法】水煎服，每日1剂，每日分3次服，30天为1个疗程。

【主治功效】除湿祛风，凉血养阴。适用于糖尿病肾病。

【方义简释】方中的防风、荆芥炭、蚕茧、鬼箭羽具有除湿祛风之作用；生地榆、炒槐花、茜草、赤芍、牡丹皮具有凉血养阴化瘀之功效；芦根、白茅根、生大黄具有利湿养阴解毒降浊活血之功用。全方共奏疏风、凉血、养阴、化瘀之效。

【方中按语】研究表明，祛风药不仅具有除湿祛风、通经活络之功，部分祛风药还具有利水、清热、活血、解毒等多种功效，而久病入络，当以化瘀活血药治之，使血活气行，经络血脉通畅，脏腑功能正常，水液气血运化正常从而使疾病痊愈。

5. 山药消肿汤

【原料组成】瞿麦、天花粉、茯苓各16克，山药18克，五爪龙28克，制附子6克。

【用量用法】水煎服，每日1剂，每日分2次服，28天为1个疗程。

【主治功效】升阳益气，通经活络，利水消肿。适用于糖尿病肾衰竭阳虚型水肿。

【方义简释】方中的制附子温肾阳而化气；天花粉止渴生津；茯苓、山药利水健脾；瞿麦利水活血。全方具有升阳益气、消肿利水、活络通经的作用。

【方中按语】本方具有温阳活血、利水降浊的作用。肾主水，为元阳之本，肾阳虚失于气化与固摄，不能蒸腾水液，由膀胱流出，久而阴液亏虚，发为消渴病。根据中医阴阳互根、阴损及阳的理论，消渴日久，阴损及阳，致阴阳俱虚，以脾肾阳虚多见。久病入络，气血运行不畅，而致血脉瘀阻。

✿ 6. 调中化食汤

【原料组成】黄芪28克，党参18克，茯苓、川芎、泽泻、山药、菟丝子、枸杞子各13克，补骨脂、丹参、葛根各16克，豆蔻6克。

【用量用法】水煎服，每日1剂，每日分2次服。

【主治功效】益肾补脾，化瘀活血。适用于糖尿病肾病。

【方义简释】方中的党参、黄芪益气补脾，补骨脂补肾助阳，共为主药；山药益肾补脾，茯苓利水健脾，菟丝子益精补肾，川芎、丹参活血利气，逐瘀行水，共为臣药；豆蔻、泽泻利湿消肿，枸杞子滋补肾阴，以达阴中求阳之目的，葛根解肌清热生津。全方融扶正祛邪于一方，标本同治。

【方中按语】蛋白质是构成人体和维持生命的基本物质，与医学中的精气、清气、精微物质等概念类似。糖尿病肾病患者多存在瘀阻之症，故祛瘀活血之法也多体现在治疗糖尿病肾病的处方当中，并已取得较好的疗效。

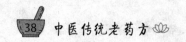

第八节 糖尿病并发心血管疾病

心血管疾病是糖尿病最常见的并发症之一。血糖持续处于高水平，会对组织和血管造成损害，导致心血管疾病的发生。主要病机为心气阴虚、痰瘀阻络、心脉不畅。

糖尿病心脑血管并发症是糖尿病引起的血管病变累及心脑血管，导致心脑血管动脉粥样硬化病变加速发展，主要表现为冠心病、脑卒中等，是大血管并发症中最主要的类型。其中，约有 80% 的糖尿病患者最终死于心、脑血管并发症。

1.疏肝和胃饮

【原料组成】瓜蒌、黄连、郁金、丹参、赤芍、红花、延胡索、葛根、黄芪、水蛭、三七粉各适量。

【用量用法】水煎取汁，每日 1 剂，每日分 3 次温服。

【主治功效】活血理气，化痰宽胸。适用于糖尿病性冠心病、心绞痛。

【方义简释】本方以养阴益气、化痰活血为法，应用降血糖、扩血管和抗血小板凝聚药物，配合中药通络饮、盐酸川芎嗪氯化钠注射液。疏肝和胃饮中，取小陷胸汤加郁金宽胸消痞化痰；合血府逐瘀汤活血化瘀，止痛通络；辨证选用养阴益气药物，改善冠脉循环，保护缺血心肌。

【方中按语】需要注意的是，本方中所用的中药能降低胆固醇和甘油三酯，并有提高高密度脂蛋白的作用。据临床观察，中西药联合治疗糖尿病性冠心病较单纯用西药效果好。

2.活血降糖方

【原料组成】当归、川芎各 13 克，赤芍、苍术各 16 克，玄参、生地黄、生黄芪、益母草、丹参各 28 克。

【用量用法】水煎服，每日 1 剂，每日分 3 次服。

【主治功效】活血降糖，气阴双补。适用于气阴两虚兼瘀血型糖尿病。

【方义简释】方中的生黄芪、生地黄、苍术、玄参益气养阴、补脾益肾以治本，脾气阴旺则血行畅；当归、丹参、川芎、赤芍、益母草行气活血，逐瘀生新以治标。全方共奏气阴双补、活血降糖之功。

【方中按语】以血瘀为主症的糖尿病患者，可用降糖活血方为主方进行加减治疗。糖尿病患者并发有血瘀症的，如半身不遂、脉管炎等，可运用降糖活血方、补阳还五汤、血府逐瘀汤等配合降糖药加减运用。总之，必须在辨证的基础上才能取得较好的疗效。

3.加减补心丹

【原料组成】生地黄 20 ~ 40 克，丹参 15 ~ 28 克，玄参 18 克，天冬、麦冬、酸枣仁、柏子仁各 16 克，当归 10 ~ 18 克，人参 5 ~ 18 克，茯苓、五味子各 13 克。

【用量用法】水煎取汁，每日 1 剂，每日分 2 次于早晚口服，8 天为 1 个疗程。同时，必须控制饮食，适当运动，并选用适当的降糖药控制血糖。

【主治功效】养血滋阴，补心安神。适用于糖尿病并发心脏病。

【方义简释】方中的生地黄补肾滋阴，润燥养血；天冬、玄参、麦冬清热养阴；丹参、当归调养心血；人参、茯苓宁心益气；酸枣仁、五味子敛心气，安心神；柏子仁安神养心。诸药合用，对糖尿病并发心脏病所致的心律失常、心动过速而证属阴亏血少、心神失养者尤为适宜。

【方中按语】糖尿病并发心脏病是糖尿病患者常见的慢性并发症之一，属中医学的"心悸""胸痹"等范畴。但以糖尿病为本，而以心脏病为标。糖尿病临床辨证有上消、中消、下消之分，但总不离阴虚、燥热、气虚、血瘀之病变，而以阴虚、气虚为本，故治疗大都以滋阴生津清热为法。

4.益气养阴加减方

【原料组成】生地黄、熟地黄、沙参、葛根、苍术、续断、生山楂各 16 克，生黄芪、鸡血藤、丹参、玄参各 28 克，麦冬、五味子、枸杞子、牛膝各 13 克，天花粉、桑寄生各 18 克。

【用量用法】水煎服，每日 1 剂，并嘱其戒酒。

【主治功效】养阴益气，平肝降压，活血生脉。适用于糖尿病并发高血压、冠心病。

【方义简释】方中以生黄芪配生地黄、熟地黄养阴益气，降低血糖；沙参、麦冬、五味子即生脉散可改善心肌缺血，沙参易人参则滋阴清热之力增强，三药合用益气养阴，复脉强心，大剂量时可降低血压；生山楂降脂消食，通脉活血；天花粉养胃润肺，生津止渴。全方共奏养阴益气、生脉活血、平肝降压之功。

【方中按语】糖尿病以阴虚为本、燥热为标。病变脏腑着重在肺、胃、肾，而以肾为关键，病久也可见气阴两虚或阴阳俱虚。临床上，常可见消渴日久，而脾胃虚弱，出现不欲饮食，喝水不多，神疲乏力，大便或溏或干等症状，中医认为到了这一阶段，可以选用七味白术散治疗，能够取得较好的疗效。

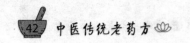

第九节　糖尿病并发周围神经病变

糖尿病并发周围神经病变是糖尿病最为常见的并发症，是一组以感觉神经和自主神经症状为主要临床表现的周围神经病。它与糖尿病肾病、糖尿病视网膜病变共同构成糖尿病三联症，严重影响糖尿病患者的生活质量。

在糖尿病患者中，此病的发生率达60%以上。超过50%的病史大于20年的糖尿病患者会发生周围神经病变。主要表现为双侧肢体末端对称性疼痛、麻木，痛温觉减退，甚至缺失，皮肤汗少、干燥、增厚，肌无力、肌萎缩等。

1.当归活络汤

【原料组成】黄芪、合欢皮、天花粉、麦冬各18克，当归、青蒿、枳实、秦艽各13克，牡丹皮、丹参各16克，山药28克，全蝎（研末）、地鳖虫（研末）各9克，莪术、延胡索、牛膝、木瓜各11克。

【用量用法】水煎取汁，每日1剂，每日分3次服。1周为1个疗程，休息 3 日后继服，如此往复，连用 2 个月。

【主治功效】补气滋阴，化瘀活血，舒筋活络。适用于 2 型糖尿病并发周围神经病变，证属阴阳两虚，血虚寒凝。

【方义简释】方中的当归具有活血补血止痛功效；黄芪具有升阳补气、益卫固表之力；天花粉生津清热；合欢皮安神解郁，止痛活血；牡丹皮清热凉血，散瘀活血；青蒿清退虚热；枳实消积破气，化瘀除痞；麦冬清肺降火，润燥滋阴；山药养阴益气，补肝脾肾，补气止渴养阴；全蝎通络止痛；地鳖虫破血逐瘀；莪术破血止痛祛瘀；丹参活血祛瘀，凉血消痈，安神养血。同时，方中化瘀活血、通络舒筋、止痛行气的药物，起到改善微循环、抑制血黏度、活血行气、消痹止痛的作用，提高了受损神经组织及肌腱组织的应激能力和修复能力。

【方中按语】糖尿病并发周围神经病变属于中医学"消渴"所引起的痹证范畴。水谷精微失调，导致阴虚燥热，津液耗损，病损及阳，而致阴阳两虚。阳虚则寒凝，血瘀络阻而出现肢端麻木疼痛、行路不便等症状。治以滋阴补液、益气助阳、化瘀活血、舒筋通络为主。

2. 筋脉荣养汤

【原料组成】桂枝 11 克，黄芪 50 克，赤芍 28 克，生姜 6 克，大枣 5 枚。

【用量用法】水煎服，每日 1 剂，每日分 2 次服，1 个月为 1 个疗程。

【主治功效】温经通络，益气活血。适用于糖尿病并发周围神经病变。

【方义简释】本方有温经益气、和营通痹之效，与散瘀活血止痛药配伍，可使营气得充，瘀血得除，筋脉荣养，痹证得除。方中黄芪补虚益气，以助活血祛瘀；桂枝温通血脉，通达一身之阳，止痛舒筋。诸药合用可达活血益气、通络温经之功效。

【方中按语】糖尿病是慢性病症，病久气血损伤太过，气虚则无力推动血行。依据中医"因虚致瘀"，可以认为糖尿病并发周围神经病变乃本虚标实之证，气血不足为其本，瘀血阻络为其标，故制定了以补气活血通络为主要治则的基础方。

3. 补气温阳方

【原料组成】鸡血藤、黄芪各 28 克，当归、地龙各 16 克，红花、牛膝、木瓜、丹参各 13 克，赤芍 11 克。

【用量用法】每日 1 剂，水煎取汁 300mL，每日分 3 次服。

【主治功效】活血，补气，通络。适用于糖尿病并发周围神经病变。

【方义简释】方中的黄芪取其大补脾胃之元气，使气旺以促血行，祛瘀而不伤正；配以当归、赤芍、红花、丹参祛瘀活血；鸡血藤、木瓜活血舒筋通络；地龙活络通经；牛膝引血下行。并根据患者体质差异、病程长短及兼症进行灵活加减。诸药合用，标本兼治，切合病机，共奏补气活血通络之效，故临床疗效满意。

【方中按语】糖尿病并发周围神经病变属中医学"血痹"范畴。《金匮要略》载："血痹、阴阳俱微，寸口关上微，尺中小紧，外证身体不仁，如风痹状，黄芪桂枝五物汤主之。"本病病机为肺热津伤，肝肾阴亏，脾失健运，而致气血化源不足，筋脉失养，久之血脉瘀阻，闭塞不通而成痹证。

4. 养血通脉汤

【原料组成】寒水石、生石膏各 28 克，生龙骨、生牡蛎、赤石脂、白石脂各 16 克，滑石、桂枝、川牛膝、秦艽各 13 克，干姜 6 克，生大黄 4 克，木瓜、威灵仙各 18 克，当归 11 克。

【用量用法】水煎服，每日 1 剂，每日分 3 次服。

【主治功效】清热滋阴，养血通脉。适用于糖尿病并发周围神经病变。

【方义简释】糖尿病并发周围神经病变多为糖尿病后期，肾虚精亏，阴虚燥热，痰瘀阻于筋脉，筋脉失于濡养，故见四肢麻木、灼热刺痛；或精枯血燥，气血无以充养四肢肌肉，肢体痿废不用。属中医学"肾消"范畴。本方清热滋阴，通脉养血治标。养血通脉汤中生石膏、寒水石、滑石清热养阴；木瓜、秦艽、威灵仙通脉舒筋；当归、川牛膝养血活血；桂枝、干姜通脉温筋。

【方中按语】

糖尿病虽分上、中、下三消，但本在肾，宜补肾填精善后，《石室秘录》曰："消渴之证，虽分上、中、下，而肾虚以致渴，则无不同也。治消渴之法，以治肾为主不必问其上、中、下三消……"赵邯郸云："治消之法，无分上、中、下，先治肾为急……"采用桂附八味汤、苍山合剂（苍术、山药、玄参、黄芪、生地黄、葛根、丹参）等调理，防止其复发。

5. 益气养阴化瘀汤

【原料组成】桂枝 9 克，北黄芪 30 ~ 46 克，熟地黄 28 克，桃仁、牛膝各 13 克，红花、大黄、生甘草各 6 克，当归、虎杖、玄参、知母、白茅根、益母草各 16 克，赤芍 11 克。

【用量用法】水煎服，每日 1 剂，每日分 2 次服。

【主治功效】活血化瘀，益气养阴。适用于糖尿病后期并发周围神经与血管病变。

【方义简释】方中的北黄芪生血补气；桂枝通络温阳；熟地黄、牛膝滋阴补肾；桃仁、红花、赤芍、益母草、当归、大黄活血化瘀；虎杖利湿清热解毒；玄参、知母、白茅根清热滋阴。解发良尤其擅大黄的应用，取其入血分以祛瘀活血通经，配以红花、桃仁、当归、益母草加强化瘀活血之效。

【方中按语】白茅根"主劳伤虚羸，补中益气，除瘀血，血闭寒热，利小便"，《神农本草经》谓其善清肺胃之热。因糖尿病的基本病机为阴虚燥热，所以用白茅根与玄参、知母配合，以加强滋阴清热之力。

第二章　高血压老药方

　　高血压是以体循环动脉压增高为临床特征的心血管疾病，可伴有心、脑、肾等器官的功能或器质性损害的临床综合征。高血压是最常见的慢性病，通常被分为原发性高血压和继发性高血压两类。

　　高血压也称血压升高，是血液在血管中流动时对血管壁造成的压力值持续高于正常值的现象。高血压常被称为"无声的杀手"，大多数患者可以在没有任何症状的情况下发病，血管壁也会长期承受高于正常的压力，从而导致冠心病、脑卒中等严重疾病。

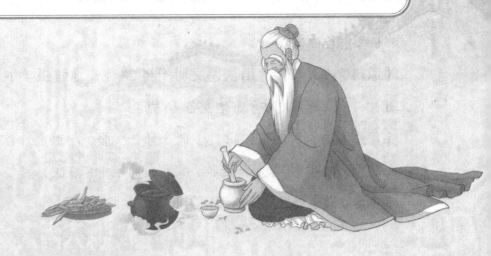

第一节　老年高血压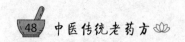

　　老年指年龄≥65岁，我国老年人群高血压患病率高达49%。在老年高血压中有半数以上是单纯性收缩期高血压，是以收缩压增高和脉压增大为特点的一种特殊类型的高血压。老年高血压具有较高的致死、致残率，已成为人们研究的热点。

　　早期阶段，人们认为老年高血压是血压随年龄增长而升高的生理现象，无须治疗。长期研究表明，老年高血压是危害老年人生存和生活质量的重要因素，积极治疗可明显降低心血管疾病的发生。

1. 平肝化瘀方

　　【原料组成】黄芪、山楂、决明子各28克，地鳖虫、牛膝各14克，杜仲、肉苁蓉、夏枯草、地龙各16克。

　　【用量用法】水煎服，每日1剂，分2次服，早晚各1次，连服6～8周。服药期间停服其他药物，每日测血压1～2次。

　　【主治功效】养肝降压。适用于肝肾阴虚、痰瘀互结证。

【**方义简释**】方中的黄芪活血祛瘀，疏通经络；肉苁蓉、杜仲补肾益精；山楂、地龙、地鳖虫、牛膝活血化瘀；决明子、夏枯草养肝降压。诸药合用，取其补肾益精、平肝化瘀之作用。

【**方中按语**】老年高血压属中医学"眩晕""头痛"范畴。随着年龄的增长，脏腑中的气血日益衰退。肾为诸脏之本，如果长期起居劳倦，肾精耗竭，肾水不足以涵养肝木，肝失条达，脾失健运，肺失肃降，则气滞血瘀，痰瘀互结，使脉道经络不畅，致阴阳失衡，气机失常而导致本病发生。

🪷 2.肝肾阴虚汤

【**原料组成**】熟地黄18克，天麻、钩藤、石决明、夏枯草、夜交藤、茯神、山茱萸、菟丝子、鹿角胶、龟板胶各14克，丹参、牛膝各16克。

【**用量用法**】水煎服，每日1剂，分2次于早晚服。

【**主治功效**】补益健脾，养心安神。适用于肝阳上亢证。

【**方义简释**】方中的天麻、钩藤、石决明养肝潜阳；夏枯草清肝火、祛热；熟地黄、山茱萸、菟丝子补益健脾；鹿角胶偏于补肾阳，龟板胶偏于补肾阴，两胶合用，沟通任督二脉，填精补阳；丹参、牛膝活血化瘀，引血下行；夜交藤、茯神养心安神。

【**方中按语**】《灵枢·海论》认为，"髓海不足，则脑转耳鸣"。中老年高血压患者，久病及肾，以致肾精亏耗，不能生髓，而脑为身体髓海，髓海不足，也可引发高血压症状。

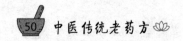

3. 养心安神汤

【原料组成】桂枝、白术、半夏各 11 克，茯苓 18 克，炙甘草、陈皮各 6 克，天麻、牛膝各 14 克，黄芪 28 克。

【用量用法】水煎服，每日 1 剂，分 2 次服用。

【主治功效】利水温阳，化痰止眩。适用于老年高血压。

【方义简释】方中的茯苓甘淡利水，补脾健胃，养心安神；桂枝通阳消阴，补心阳而制水寒，与茯苓配合相得益彰；白术补脾，协助茯苓以运化水湿；炙甘草助桂枝上达心阳，滋补脾胃之气；半夏、陈皮化痰降浊；天麻补虚止眩；牛膝引血下行。全方具有温阳利水、化痰止眩的功效。

【方中按语】中医学认为，体脏衰微，体质阴阳偏盛偏衰，气血虚损为内在因素；久病过劳，情志不畅，或饮食不节，嗜好烟酒等为外在因素，从而导致脏腑虚损，其中尤以中阳虚损，中焦运化失司，痰湿内生为主。痰湿中阻是糖尿病发病的主要病机。其病理变化在肝，根源在肾，关键在脾。

4. 疏肝活血汤

【原料组成】香附、柴胡、钩藤各 14 克，葛根、丹参各 18 克，白芍、白蒺藜各 16 克，川芎、红花各 8 克，茯苓 28 克，白术 11 克。

【用量用法】水煎服，每日 1 剂，于上午、下午各服 1 次，30 日为 1 个疗程，连用 2 个疗程。

【主治功效】活血疏肝，宣畅气血。适用于老年高血压。

【方义简释】方中的柴胡、香附及葛根滋肝理气解郁、补气活血；

丹参、红花、川芎养血活血；白蒺藜与钩藤可清肝火、平肝祛风；白芍养血养肝敛阴，且防柴胡与香附疏泄太过而耗伤肝阴之弊；配用白术、茯苓，健脾胃及渗湿利水、安神。诸药合用有疏肝活血、通畅血脉之功。

【方中按语】女性以血为用，易于在经期或产后感受邪气，邪气常常与血相结，血脉凝滞致血脉失调而使血压升高。同时，妇女具有特殊的内分泌系统及独特的生理现象，易于因生活和工作压力形成心理冲突，引起情绪变化，导致肝气郁结，疏泄失职，气郁血滞，终致血运失常而引起高血压。

✿ 5. 菊花平肝汤

【原料组成】夏枯草 16 克，钩藤 45 ～ 60 克（后下），白芍、枸杞子、牛膝、菊花各 14 克，龙骨 18 克（先煎），牡蛎 18 克（先煎），甘草 6 克。

【用量用法】每日 1 剂，450mL 水煎 2 次，药液合并，每日 2 次服，上午、下午各服 1 次，6 天为 1 个疗程。

【主治功效】清肝火。适用于肝阳上亢证。

【方义简释】本方治宜滋肾平肝、息风潜阳，止眩汤中关键一味是钩藤，配合白芍、菊花平肝；配夏枯草清肝火、平肝阳之力更强；龙骨、牡蛎重镇潜阳；牛膝下行降压；甘草配白芍，酸甘化阴。

【方中按语】《素问·至真要大论》曰，"诸风掉眩，皆属于肝"，着重指出眩晕由风引起，病变多在肝。《素问·阴阳应象大论》又说："年四十而阴气自半也。"阴气，即身体肾阴。若肾水亏虚，肝阳易亢而生风，则阴阳失调、气血逆乱。

✿ 6.滋养肝肾汤

【原料组成】熟地黄、黄柏、桑寄生、杜仲各16克，当归、山药、枸杞子各11克，知母、山茱萸、白芍各8克，生地黄14克，肉苁蓉、玄参各6克。

【用量用法】水煎服，每日1剂，分2次，上午、下午各服1次。

【主治功效】潜阳育阴，滋肝养肾。适用于老年高血压。

【方义简释】本方是由具有降压作用的六味地黄汤加减化裁而成，主要由黄柏、肉苁蓉、熟地黄、当归、桑寄生、山药、枸杞子、知母、山茱萸、白芍、生地黄、玄参、杜仲等药物组成。六味地黄汤是补肾阴之方，加味后即成育阴潜阳、滋养肝肾之方，多数药物据药理实验证明，有降压作用。

【方中按语】高血压多发生于老年人，一般病史较长。中医学认为，其常由脏腑阴阳平衡失调所致，其病变以本虚标实为多。本虚指阴阳气血不足，只因"年过半百，阴气自衰"，所以肝肾阴虚较多见。临床常见的有肝阳上亢、阴虚阳亢、肝肾阴虚、痰浊中阻、血脉瘀阻、阴阳两虚等。

✿ 7.多味地黄丸

【原料组成】干地黄、山药、山茱萸、泽泻、茯苓、牡丹皮各14克，中药六味地黄丸加仙茅、淫羊藿各16克。

【用量用法】水煎服，每日1剂，早晚2次分服。4周为1个疗程，连用2个疗程。

【主治功效】滋肝补肾,温补肾阳。适用于老年高血压。

【方义简释】方中的干地黄滋肝补肾;山茱萸、山药滋补胃脾,辅助滋养肾中之阴;泽泻、茯苓利水渗湿;牡丹皮清泻肝火,与温补肾阳药相配,旨在补中寓泻,以使补而不腻;仙茅、淫羊藿既可以温肾助阳又能降血压,纳入温阳药,意不在补火,而在微微生火。全方共奏滋补肝肾、温肾助阳之效,切合病机,可大收良效。

【方中按语】老年高血压在中医学属"眩晕""头痛"范畴,病在肝肾上,生理上"肝肾同源",病理上二者既可相互为病,又可先后同病也。肝肾互根,病久阴损及阳,正如《理虚元鉴》所云,"阴虚之人阳亦虚"。阳弱则寒,故患者有全身和手足畏寒怕冷的表现,辨证以阳虚为主,治疗首选金匮肾气丸。

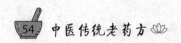

第二节　继发性高血压

　　继发性高血压，又称为症状性高血压，在所有的高血压患者中，继发性高血压所占比例约为 5%。

　　根据发病原因，常见的继发性高血压主要包括：肾实质性高血压、肾血管性高血压、嗜铬细胞瘤、原发性醛固酮增多症、Cushing 综合征、妊娠高血压、睡眠呼吸暂停综合征、药物引起的高血压等。由于多数继发性高血压可以通过病因治疗得以根治，因此继发性高血压的识别和诊断具有重要意义。

肾性高血压

1. 益气地黄汤

　　【原料组成】白茯苓、丹参、熟地黄各 16 克，汉防己、生黄芪各 26 克，山药、泽泻、牡丹皮各 11 克，山茱萸 14 克。

　　【用量用法】水煎取汁，每日 1 剂，2 次分服，5 周为 1 个疗程。

【主治功效】化瘀利湿，益气养阴。适用于肾性高血压。

【方义简释】方中的生黄芪益气补肾、利水消肿，汉防己祛风行气，二者相得益彰；熟地黄滋肾填精，山茱萸敛阴平肝，山药补气补脾，泽泻泄肾利水，牡丹皮泻肝祛火，白茯苓渗脾利湿，"三补"与"三泻"相辅相成，共奏补阴利水之效；加丹参以加强化瘀通络利水之功。

【方中按语】中医学认为，其病机特点为本虚标实。本虚主要为脾肾气虚和肝肾阴虚，标实是水湿、湿热、血瘀、肝风等。因此，临床根据其气阴两虚、湿聚血瘀的病机，采用益气养阴、化瘀利湿治法，以益气利水之防己黄芪汤和滋补肝肾之六味地黄汤方加减组成防芪地黄汤，随症加减治疗。

❀ 2. 温补肾气丸

【原料组成】山茱萸、薯蓣各118克，干地黄238克，泽泻、茯苓、牡丹皮各90克，炮附子、桂枝各28克。

【用量用法】水煎服，每日1剂，每日2次。

【主治功效】温阳补肾，兼补肝肾之阴。适用于肾性高血压或阴阳两虚肾阳不足之证。

【方义简释】方中将补阴与补阳之药并用。本方以干地黄滋阴补肾；配少量的炮附子、桂枝补肾助阳，意在微微生火，以升扬肾气，取"少火生气"之意，故方名为"肾气"丸；佐以泽泻通调水道，茯苓健脾渗湿，牡丹皮清泻肝火，三药合用，协调肾、肝、脾三脏，与他药相伍，意在补中寓泻，以使补而不腻。综观全方，阴阳相伍，共奏温补肾

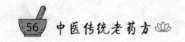

阳之效。

【方中按语】中医实验研究表明，此方具有促进肾功能恢复的作用，对肾性高血压有降低血压的效能，并随剂量增加而作用增强，还可使尿量增加，促进钠、氯的排泄。

3.黄芪补血汤

【原料组成】当归 11 克，黄芪 60 克。

【用量用法】水煎服，每日 1 剂，每日 2 次，早晚各 1 次，8 周为 1 个疗程。

【主治功效】活血化瘀，益气养血。适用于肾性高血压。

【方义简释】黄芪具有扩张血管、改善大血管循环、微循环及抗缺血缺氧等作用。当归性温，味甘、辛，入肝、心、脾经，能扩张血管，降低外周阻力，增加器官血流量，降低血黏度，改善微循环。黄芪与当归相伍，使肾性高血压患者血浆内皮素含量降低、血压下降，并借其益气养血功能，使血红蛋白在一定程度上升高，从而获得较好的疗效。

【方中按语】原发性肾性高血压患者多处于肾功能衰竭阶段，导致肾小球纤维化、肾小动脉血管硬化、内膜增厚、肾组织缺血缺氧以及尿毒症毒素的存在，均可造成内皮细胞（VEC）损伤，增加内皮素释放，内皮素释放增多会使肾血管进一步收缩，使肾血流减少，从而加重原有的肾脏损害。上述病变当属中医学"气虚血瘀""血虚血瘀"等范畴，治则益气养血、活血化瘀。

4.生地黄降压汤

【原料组成】玄参 11 克，生地黄 18 克，生牡蛎（先煎）26 克，菊花、牛膝各 14 克。

【用量用法】水煎服，每日 1 剂，分 2 次，于早晚服用。

【主治功效】平肝潜阳，滋肾养肝。适用于肾性高血压。

【方义简释】方中的生地黄、玄参滋阴补肾，为主药；菊花平肝息风，善清头面之风，为治头痛、头晕之要药；生牡蛎性咸寒，益阴宣阳；牛膝补养肝肾，功善引血下行，潜降浮越之意。诸药合力，共奏滋肾养肝、平肝潜阳之功。

【方中按语】根据临床表现，分析其致病因素为：素体阴虚或湿热蕴结伤阴，导致肝肾阴虚，肝阳上亢；后期则阴损及阳，而致阴阳两虚，阳不化气，水湿内停而形成水肿；甚则湿浊上泛，肝风内动，而成危候。故治以滋水涵木，平肝潜阳为主。

妊娠高血压

1. 养血平肝汤

【原料组成】白芍、泽泻各 11 克，钩藤、菊花、当归、白僵蚕各 14 克，珍珠母 28 克（先下），茯苓 16 克，薏苡仁 18 克。

【用量用法】水煎 2 次，每日 1 剂，每日 2 次，早晚分服。

【主治功效】养血息风平肝，佐以利水消肿。适用于妊娠高血压。

【方义简释】方中用茯苓、薏苡仁、泽泻健脾以利水燥湿；当归、白芍、珍珠母、菊花、白僵蚕、钩藤养血平肝而息风。药后神清抽止，肝阴得养，脾阳得健。

【方中按语】孕妇子肿的产生，主要是脾肾阳虚所导致。在怀孕期间，阴血聚以养胎，有碍肾阳温和、脾阳正常运行，以致水湿不行，泛滥为肿。并有因气机不畅，滞而为肿的。治法当以健脾渗湿、温肾扶阳为主，有气滞者，可佐调气之品。

2. 平肝养血汤

【原料组成】嫩钩藤 18 克（后下），紫贝齿 24 克（先煎），天麻 2.4 克，生地黄 11 克，郁金、淡子芩、远志、酸枣仁、青蒿、茯苓皮各 7 克，炒枳壳 4.6 克，焦白术、新荟皮各 6 克。

【用量用法】水煎 2 次，每日 1 剂，早晚分服。

【主治功效】养血平肝。适用于头晕目眩、腰膝酸软。

【方义简释】本方养血潜阳、平肝清热，用生地黄补血，酸枣仁、远志安神，郁金宽胸理气，药后效果颇显著。

【方中按语】高血压子痫，为病势严重之证候，在分娩时或产褥期发作，或在妊娠期间发作。治疗本病以补血和脾、养血宁神为主。治疗后改善居处情况，使室内空气流通。

3. 天麻化痰方

【原料组成】珍珠母（先煎）、天麻、法半夏、钩藤（后下）各 16 克，生石决明（先煎）、生牡蛎（先煎）各 28 克，天竺黄 18 克，竹茹、化橘红各 6 克，全蝎 3 个，蜈蚣 14 克。

【用量用法】水煎 2 次，每日 1 剂，早晚分服。

【主治功效】平肝息风，镇痉化痰。适用于妊娠高血压。

【方义简释】中医学认为，本病起因乃阴虚阳亢，肝风引动，风火相煽，痰瘀交阻，故以生石决明、生牡蛎、珍珠母重镇潜阳，平肝健脾；天麻、钩藤息风散热；法半夏、天竺黄、竹茹、化橘红通窍除痰，使气下行；全蝎、蜈蚣祛风镇痉。诸药合用有镇肝息风、解痉除痰之功，故初服即见大效，继以育阴潜阳，柔肝息风，化痰通络之剂以收全功。

【方中按语】高血压妊娠痫证古称"子痫""子冒"。《诸病源候论·妇人妊娠病诸候》："妊娠而发者，闷冒不识人，须臾醒，醒时发……亦名子痫，亦名子冒也。"

4. 疏肝解郁丸加味

【原料组成】枳实、柴胡、白芍、桂枝、茯苓、桃仁、牡丹皮、炙甘草各 11 克。

【用量用法】水煎服，每日 1 剂，分 3 次温服。6 剂为 1 个疗程，需要用药 4 ~ 6 个疗程。

【主治功效】疏肝解郁，活血化瘀。适用于妊娠高血压。

【方义简释】方中的柴胡清肝理气；枳实降泄浊气；桂枝通络散瘀；桃仁、牡丹皮活血祛瘀；茯苓渗利浊逆；白芍柔肝缓急，兼防化瘀药伤血；炙甘草益气和中，并调和诸药。

【方中按语】中医学家根据血压因情绪异常加重辨为肝郁之证，再根据舌质暗红瘀紫、脉沉涩辨为瘀血，因苔薄黄辨为夹热，以此辨为肝郁血瘀之证。

第三节　原发性高血压

原发性高血压，别称高血压，该病具有遗传性，同时受饮食习惯、精神应激、吸烟、药物的影响。此病是一种以血压升高为主要临床表现而病因尚未明确的独立疾病，占所有高血压患者的 90% 以上。

原发性高血压起病缓慢，症状缺乏特异性，常见症状包括头痛、头晕、疲劳等。流行病学调查发现，高血压患者的孪生子女高血压的患病率明显提高，尤其是单卵双生者；父母均患高血压者，其子女患高血压概率高达 45%。

肝肾阴虚型

1. 利湿舒肝方

【原料组成】当归、牛膝、熟地黄各 14 克，白芍、川芎、丹参、山楂、夏枯草、天麻、鸡血藤、泽泻各 16 克。

【用量用法】煎服，每日 1 剂。治疗期间停服其他降压药。

【主治功效】清肝补肾。适用于头晕目眩、心烦易怒、耳鸣耳聋等症。

【方义简释】方中的熟地黄、白芍补肾柔肝，育阴潜阳；丹参、当归、川芎活血通络；泽泻、山楂利湿疏肝去浊；夏枯草、天麻、鸡血藤疏肝息风，与白芍平潜肝阳；牛膝活血化瘀引血下行，补益肝肾。本方性味平和多疏，融补肾养阴、平肝潜阳、活血去浊为一体，相互配合，加之临证时辨证加减，共致气机条达，阴阳平衡，瘀通浊消，降低血压，消除症状，稳定疗效。

【方中按语】本病的发生无论是由虚致实或由实致虚，但瘀浊滞留、阴虚阳亢是其病理因素，不过是因人而异导致侧重不同，加之本病的发病、病程时间较长，病变产物相互影响，故临床上单纯的阴虚、阳亢、瘀血、痰浊等型少见，故临证取化瘀去浊、清肝补肾法为主，自拟降压方治疗本病。

2. 通络止痛方

【原料组成】白芍、毛冬青各 28 克，生地黄、酸枣仁各 26 克，天麻 16 克，钩藤 18 克。

【用量用法】水煎服，每日 1 剂，分 2 次服，8 天为 1 个疗程。

【主治功效】息风柔肝，滋养肝肾，除痰祛瘀。适用于肝肾阴虚型高血压。

【方义简释】方中的生地黄、白芍滋养肝肾，柔肝息风；天麻、钩藤祛风除痰；毛冬青祛瘀活血止痛；酸枣仁养心安眠。诸药合用以达到滋益肝肾、柔肝息风、除痰活血之目的，使机体阴平阳秘，则头痛头晕、心烦易怒、口干口苦诸症得除，实是标本兼治、阴阳并调之方剂。

【方中按语】原发性高血压以头晕、失眠、头痛、脉弦为主要临床症状，属中医学"眩晕""头痛"等范畴。究其病因病机，主要为阴阳失调，而在阴阳失调中又以肝肾阴虚为基本病机。在疾病的演变过程中，每每又夹风、夹痰、夹瘀，使病情复杂化，病程迁延化。因此，在治疗上往往应标本兼治，治本以调阴阳，治标以息风、除痰、祛瘀才能收到满意疗效。

3. 活血降压汤

【原料组成】桑寄生、杜仲、女贞子、白芍、钩藤、丹参、熟枣仁各 11 克，牛膝 7 克，石决明、龟板各 18 克，橘红 6 克。

【用量用法】水煎服，每日 1 剂，分 2 次服，早晚分服。

【主治功效】调理肝肾，降压活血。适用于高血压之肝肾不足、阴虚阳亢型。

【方义简释】方中的杜仲、桑寄生、女贞子清肝补肾，治其不足；钩藤、白芍、石决明、龟板平肝潜阳，治其阴虚阳亢；牛膝活血降压；熟枣仁养心安神；丹参、橘红活血化瘀，通其瘀，理气化痰药物参与其间，使本方避免过寒过温、偏攻偏补之弊，性质平和，利于久服。且方中之杜仲、桑寄生、钩藤、丹参、石决明、熟枣仁等，中医药理研究表明，均有降低血压作用。

【方中按语】原发性高血压以肝肾不足、阴虚阳亢表现最为常见，故调理肝肾，使其阴阳平衡是治疗本病的重要环节，本方具有平肝潜阳、滋养肝肾之效。

4. 加味四草汤

【原料组成】怀牛膝、黄精各18克，夏枯草、益母草、车前草、豨莶草、决明子各16克。

【用量用法】水煎服，每日1剂，早晚2次分服。

【主治功效】平肝补肾。适用于肝肾阴虚型高血压。

【方义简释】方中的黄精补益肝肾，润心肺；怀牛膝壮肝补肾，引血下行；夏枯草清肝火、平肝阳；益母草活血；车前草利水；豨莶草通络；决明子清肝明目。诸药相配，既能补肾平肝，又能通络降血压。

【方中按语】中医现代药理研究表明，黄精、益母草、夏枯草具有较好的降压作用；车前草加强利尿，故又通过利尿而降血压。同时，黄精和决明子有降低血脂和胆固醇、升高高密度脂蛋白的作用。

5. 养血补肾汤

【原料组成】山药、熟地黄各18克，山茱萸、茯苓、泽泻各14克，牡丹皮8克。

【用量用法】水煎服，每日1剂，分2次服，早晚服。患者应慎起居，节饮食，远房事，调情志，每天早、晚各运动1小时。

【主治功效】滋肝补肾，调节血压。适用于肝肾阴虚型高血压。

【方义简释】方中的熟地黄养血益肾，山茱萸补肾平肝，山药健脾养胃，合用则滋补肝肾以培其本；茯苓、泽泻渗利湿热，牡丹皮清泻肝火，合用可清泻虚火以治其标。综观全方，有补中有泻、补而不滞之功。

【方中按语】原发性高血压属中医学"眩晕"等范畴，患者容易不重视，眩晕多与肝风内动、肾阴亏损有关。高血压临床以"水不涵木，木少滋养"为多见。对高血压的防治，要未病先防，既病防变。

🪷 6. 多味地黄丸加味

【原料组成】山茱萸、山药各 11 克，熟地黄 24 克，泽泻、茯苓、牡丹皮各 7 克，钩藤 28 克，石决明 38 克，生龙骨、生牡蛎各 36 克，天麻、菊花、夏枯草各 18 克，牛膝 14 克。

【用量用法】水煎服，每日 1 剂，分 2 次温服，15 日为 1 个疗程。

【主治功效】滋阴潜阳，息风平肝。适用于高血压。

【方义简释】方中的山药、山茱萸、熟地黄、泽泻、茯苓、牡丹皮滋补肾阴，为补肾之主；天麻、钩藤、菊花平肝息风；石决明、生龙骨、生牡蛎质重潜降平肝；夏枯草清肝；牛膝引血下行，引火归元。诸药合用，共奏滋阴潜阳、息风平肝之效。

【方中按语】原发性高血压在早期、中期多以肝肾阴虚、肝阳上亢、心肝为盛为主要病机，其主症为头晕目眩或头痛头胀、健忘失眠、心烦易怒、腰酸腿软等。中医学认为，肾属水，肝属木，肾水涵养肝木，肾水不足，亦能导致肝阳偏亢，出现头痛眩晕等症状。

阴阳两虚型

🪷 1. 人参降压汤

【原料组成】人参 6 克，吴茱萸 4 克，生姜 18 克，大枣 4 枚。

【用量用法】水煎服，每日 1 剂，分 2 次服。

【主治功效】降逆止呕，温中补虚。适用于食入欲呕，胃中虚寒，胸膈满闷等症。

【方义简释】方中的吴茱萸味辛、苦，性热，既具有温胃散寒、泄郁化滞之功效，又具有下气降逆之作用，为君药；人参大补元气，兼能益阴，用以补胃之虚，为臣药；生姜温胃散寒，大枣益气健脾，以助君臣药温胃补虚，姜枣相合，还能调和营卫，皆是佐药。如此配伍，共奏温中补虚、滋阴扶阳之剂，使逆气平、呕吐止、余症亦除。

【方中按语】本方根据辨证加减治疗急性胃炎、慢性胃炎、胃及十二指肠溃疡、胆囊炎、梅尼埃病、高血压、头痛、妊娠剧吐等，适用于中医辨证属阴阳两虚型的高血压患者。需要注意的是，阳热实证患者不宜用，呕吐剧烈者宜冷服，少量频服，以免格拒不纳。

2.当归降压汤

【原料组成】知母、淫羊藿、巴戟天各 11 克，当归 16 克，仙茅、黄柏各 14 克。

【用量用法】水煎服，每日 1 剂，分 2 次服，早晚分服。

【主治功效】温补肾阳，补肾精，泻相火。适用于老年高血压、糖尿病。

【方义简释】方中的仙茅、淫羊藿、巴戟天温和肾阳，补养肾精；当归补血活血；知母、黄柏滋养肾阴，清虚热。诸药共奏温肾阳、补肾精、泻相火之功。结合本病主要病机，血瘀证是糖尿病的各种慢性并发症的病理基础，因此，临床应用降压汤时应选加丹参、半夏、益母草、地龙等活血化瘀之品，并针对不同情况灵活加减。

【方中按语】老年糖尿病并发高血压的病机主要包括两个方面：一

是年老肾亏，肾中阴精亏虚，日久阴损及阳，而致阴阳两虚；二是消渴日久，燥热伤阴，肝肾阴虚，阴虚则阳亢，阳亢风动。

3. 祛湿化痰汤

【原料组成】白术、茯苓、泽泻各 24 克，党参、生龙骨、生牡蛎各 28 克，当归、白芍、代赭石、荷叶各 16 克，川芎 11 克，半夏、陈皮各 7 克，甘草 4 克。

【用量用法】水煎取汁，每日 1 剂，早晚分服，5 周为 1 个疗程。

【主治功效】益气健脾，活血养血，祛湿化痰，升清降浊。适用于老年高血压。

【方义简释】方中的党参、白术、茯苓、甘草健脾补气，培补后天之本；川芎、当归、白芍养血活血、舒筋；半夏、陈皮、荷叶、泽泻祛湿化浊；生龙骨、生牡蛎、代赭石重镇降逆，育阴潜阳。诸药相伍，共奏养脾益气、养血化瘀、祛湿化痰、升清降浊之功，且补而不腻，温而不燥，升不助逆，降不伐气，补泻并用，故临床疗效十分显著。

【方中按语】本方是治疗老年高血压的经验方。高血压的形成因素很多，大多为数因相合，互为影响，但以脾胃功能失调最为常见。脾居中州，通连上下，系阴阳气血化生之源及脏腑气机升降之枢纽。脾气虚弱，升降失运，则脾的运化功能障碍，从而致使阴阳亏虚或水液代谢失调而致湿邪停聚、清阳不升、浊阴不降，最终形成高血压。

4. 牡丹降压丸

【原料组成】山药、山茱萸各 118 克，干地黄 238 克，桂枝、附子（炮）各 28 克。

【用量用法】将上 5 味研成末，炼蜜和丸，梧子大，酒下 15 丸，可加至 25 丸，每日服 2 次（现代用法：混合碾细，炼蜜和丸，每丸重 16 克，早、晚各服 1 丸，温开水送下。或根据原方用量比例酌情增减，水煎服）。

【主治功效】温阳补肾。适用于肾阳不足。

【方义简释】本方以温补肾阳为主。以干地黄滋补肾阴，山茱萸、山药滋补肝脾，辅助滋补肾中之阴；并以少量桂枝、附子温补肾中之阳，意在微微生长少火以生肾气。

【方中按语】现代药理研究证实，本方具有增强免疫功能、抗衰老、预防白内障、降血糖、双向调节血压等多种作用。

5. 温补肾阳汤

【原料组成】何首乌 24 克，桑寄生、玉米须、生龙骨（先煎）、磁石（先煎）各 28 克，川芎、淫羊藿、杜仲各 7 克。

【用量用法】水煎服，每日 1 剂，分 2 次服。

【主治功效】滋肾潜阳平肝。适用于阴阳两虚型高血压。

【方义简释】方中桑寄生、何首乌滋补肾肝，淫羊藿、杜仲温补肾阳，生龙骨、磁石平肝潜阳，川芎活血祛瘀，玉米须利尿降压。本方既阴阳双补，又佐以潜阳之药，以达阴气平和，阳气固秘，肝阳得平，眩晕可宁之功。

【方中按语】肾为先天之本，性命之源，藏精生髓，髓聚而成脑。因年老肾精亏虚，或因房事不节，导致阴精亏耗过甚；或劳役过度，伤骨损髓；或肾气亏虚，精关不固；或病久不愈等，常能导致肾阴阳两虚。由于眩晕多属本虚标实之证，所以治疗宜标本兼顾。

痰浊内蕴型

❧ 1. 化痰息风汤

【原料组成】天麻 14 克，茯苓 28 克，泽泻、橘红、半夏各 11 克，钩藤、白术、生山楂、怀牛膝各 16 克，海藻、决明子、车前子各 18 克。

【用量用法】水煎服，每日 1 剂，分早晚 2 次口服，60 日为 1 个疗程。

【主治功效】息风化痰，降浊通脉。适用于痰浊内蕴型高血压。

【方义简释】方中的天麻通脉息风而止头眩，半夏燥湿化痰，二者相配共奏化痰息风之效，是治疗眩晕、头痛之要药；白术健脾燥湿，钩藤平肝息风，与半夏、天麻配伍，祛湿祛痰，止眩之功更佳；茯苓健脾养胃，渗湿利水；橘红理气化痰；怀牛膝补肝肾，通血脉；海藻、车前子消痰、利水降压；泽泻、生山楂、决明子化浊降脂。诸药相合，则痰浊得去，利湿得渗，风阳得清，浊降升清，气化复常。

【方中按语】原发性高血压并发肥胖症者，多有痰浊夹杂其中，主要病理机制为饮食不节，过食肥甘，损伤脾胃，运化失调，导致痰浊不泄，痰湿浊邪窜入脉中则壅遏气血，清浊升降失常而发眩晕。所以，在治疗时应重视化痰息风、化浊通脉。

❧ 2. 化痰降压汤

【原料组成】黄芪 28 克，陈皮 6 克，竹茹、半夏各 14 克，茯苓 18

克，杜仲、桑寄生、牛膝各 16 克。

【用量用法】水煎服，每日 1 剂，分 2 次服。

【主治功效】补肾健脾，化痰降压。适用于痰浊内蕴型高血压。

【方义简释】方中的黄芪、杜仲、桑寄生、茯苓补脾肾之气，陈皮、半夏、竹茹化积祛痰，牛膝补肝肾兼引血下行，诸药共奏健脾补肾、化痰降压之功。中医药理研究证实：黄芪能扩张外周血管、改善组织供血，对血压有调节作用；杜仲、牛膝、竹茹、半夏均有明显的降压作用。

【方中按语】眩晕、头痛、失眠是高血压的常见临床症状。中医学认为，"无虚不作眩""无痰不作眩"。"虚"指脾肾气虚，"痰"指痰湿受滞。尤其老年高血压患者，大都有气虚痰阻的临床现象。根据这一临床特点，自拟益气化痰汤治疗高血压之气虚痰阻证。

🪷 3.祛痰活血方

【原料组成】地龙、桑寄生、川牛膝各 16 克，石决明 28 克，川贝母 11 克，桑叶 14 克，川芎 7 克。

【用量用法】水煎服，每日 1 剂。先用冷水将药物浸泡 30 分钟，小火煎，取汁 150 ~ 200mL，早、晚各 1 次，所有病例均服药 5 周。

【主治功效】活血祛痰，平肝潜阳。适用于痰浊内蕴型高血压。

【方义简释】方中的地龙清热息风，通血脉，平肝降压，善走血分，利关节，并能消瘀滞；桑叶疏风明目；川贝母消热化痰；桑寄生较温和，其煎剂有镇静、利尿、降压、强心、扩张血管、舒张冠状动脉、增强冠状动脉血流量等作用；川牛膝活血祛痰，引血下行，能减轻肝阳上亢、虚火上炎、血热妄行等症状；川芎活血行气；石决明平肝潜阳、清肝明目。

【方中按语】高血压是一个缓慢进展、延后终身的疾病，起病多数隐匿、病程漫长，少数患者并发心、脑、肾等疾病后方可发现有高血压。中医对本病的认识，多认为主要与年龄、情志失调、饮食不节、内伤脏腑、先天禀赋有关，这些因素作用于机体可导致肝肾阴阳失调、气血逆乱、血行郁滞而发病。

4. 补肾化痰汤

【原料组成】茯苓、石菖蒲、杜仲各16克，天麻、半夏各18克，白术、陈皮11克，大枣5枚，甘草6克。

【用量用法】以常法水煎，头煎加水500mL，取汁150mL，二煎加水400mL，取汁100mL，两煎混匀，每日1剂，分3次口服，连续服药15日。

【主治功效】燥湿祛痰，和胃健脾。适用于痰浊内蕴型高血压。

【方义简释】方中天麻息风止头眩，半夏化湿祛痰，白术健脾祛湿，三药为主药；茯苓、大枣、甘草是健脾和胃之臣药。加陈皮理气化痰，使脾胃健运，痰湿不留，眩晕乃止。加石菖蒲通阳开窍，杜仲补益肝肾。

【方中按语】患者大多饮食不节，肥甘厚味太过，使脾胃受伤；或忧思、劳倦伤脾，以致脾阳不振，健运失司，积聚成痰；或肺气不足，升降失司，水津不能通调输布，津液留聚而生痰；或肾虚不能化气行水，水泛而为痰；或肝气郁结，气郁湿滞而生痰。痰阻经络，清阳不升，清空之窍失于所养，所以头眩目晕。

第四节 高血压并发症

高血压并发症，堪称健康的"隐形杀手"，是指由高血压所引起的并发症。高血压的常见并发症有高血压并发眩晕、高血压并发高脂血、高血压并发冠心病、高血压并发脑血管疾病等。

高血压初期，一些身体的症状不易被发现，如全身细小动脉痉挛。随着病情的发展，细小动脉渐渐发生硬化。中等及大动脉出现内膜脂质沉积，形成粥样硬化斑块和血栓。这种变化多发于冠状动脉、脑动脉、肾动脉，会逐渐破坏患者的心、脑、肾器官。

高血压并发眩晕

1. 平肝降压汤

【原料组成】菊花14克，石决明、葛根各28克，夏枯草、天麻、丹参各18克，川芎16克，白芍、桃仁、太子参各11克，水蛭7克。

【用量用法】水煎服，每日1剂，分2次服，早、晚各1次。

【主治功效】活血化瘀，平肝潜阳，滋阴降压。适用于高血压并发眩晕。

【方义简释】方中的菊花、白芍、天麻、石决明、夏枯草补阴、潜阳、降压；川芎、丹参善于活血解郁，具有行血散瘀通络、利湿等功效，使血行畅通，瘀血得行；太子参滋阴补虚、提高心肌收缩力，改善气虚供血不足；水蛭活血化瘀，取其性阴而缓，作用持久，配葛根稳定血压。总括全方则有平肝潜阳、滋阴降压、活血化瘀之作用。

【方中按语】高血压并发眩晕属于中医学"头痛""眩晕"等范畴，与肝、肾二脏关系十分密切。在治疗方面，中医降压以平肝、潜阳、滋阴，活血化瘀为原则。一般来说，发病的早期多属肝阳偏盛，中期多属肝肾阳虚，晚期多属阴阳两虚，以上证候可以相互转化。

2. 息风止眩汤

【原料组成】桑寄生 7 克，百合、生地黄、菊花、决明子、夏枯草、白芍各 11 克。

【用量用法】水煎服，每日 1 剂，分 2 次服。

【主治功效】息风止眩，凉肝滋阴。适用于高血压并发眩晕。

【方义简释】本方主治阴虚阳亢型高血压，故方以夏枯草、决明子、菊花平肝凉肝；百合、生地黄、白芍、桑寄生滋补肾阴。诸药合用，共奏清热凉肝、补益肾阴、息风止眩之效。

【方中按语】眩晕一病，多见于中老年人，且病程较长，缠绵不愈，故纯实纯虚之证颇为少见，而以虚实并见者为多。治疗本病，常用凉肝药与滋肾药合用，既可清上焦窍络之热，又可滋肝肾之阴，将清解与补法熔于一炉，立方选药，构思巧妙，为治疗高血压的良方。

3.白术定眩汤

【原料组成】白术、泽泻、茯苓各24克，川芎、柴胡各11克，当归、白芍、代赭石、荷叶各16克，生龙骨、生牡蛎、党参各28克，半夏、陈皮各7克，甘草4克。

【用量用法】水煎服，每日1剂，分2次服，5周为1个疗程。

【主治功效】健脾祛痰，补气养血，升清降浊。适用于耳源性眩晕。

【方义简释】方中的党参、白术、茯苓、甘草补脾益气，培补后天不足；川芎、当归、白芍补血活血；半夏、陈皮、荷叶、泽泻利湿除浊；生龙骨、生牡蛎、代赭石重镇降逆，育阴潜阳；柴胡升举阳气，且与白芍相合调达、疏理肝气。诸药相伍共奏健脾益气、养血活血、祛湿化痰、升清降浊之功。

【方中按语】本方是我院名老中医教授多年来治疗老年高血压的有效良方。根据老年高血压的发病特点，中医学认为，老年高血压其病因多种多样，多数因相合，且彼此影响，但尤以脾胃功能失调为最常见。

4.化瘀地黄汤

【原料组成】白芍、枸杞子、山茱萸各11克，生地黄18克，生龙骨（先煎）、生牡蛎、代赭石（先煎）各24克，怀牛膝28克。

【用量用法】水煎服，每日1剂，分2次口服，5周为1个疗程。

【主治功效】滋阴柔肝，化瘀理气。适用于高血压并发眩晕。

【方义简释】方中重用怀牛膝降其上行之瘀，并能滋肝养肾；代赭石降其上逆之气，并能平肝潜阳；生龙骨、生牡蛎潜阳降逆，镇肝息风；生地黄、山茱萸、白芍、枸杞子滋阴养肝，柔润息风。全方滋阴柔肝、化瘀理气，故治疗肝肾阴虚、挟痰挟瘀型高血压有较好效果。

【方中按语】原发性高血压属中医学"眩晕""头痛"等范畴。导致疾病的因素为阴虚阳亢，肝风内动，气血并走于上。患者肝肾阴虚，肝阳易亢，甚则肝阳化风，上扰清窍，引起头目眩晕、目胀耳鸣。脉弦有力者为肝阳亢盛之征。治疗当镇摄亢阳，滋养肝肾。

高血压并发高脂血症

1. 清肝明目丸

【原料组成】夏枯草、菊花、珍珠母、石决明、决明子、山楂、何首乌、白芍、赤芍各28克，川牛膝、天麻、赤茯苓各16克，大黄、竹叶各14克，茵陈18克。

【用量用法】将上药共研细末，蜜制成丸，每次服1丸，每日3次，分早、中、晚服，2个月为1个疗程。治疗期间，不再服用其他相关药物。治疗前后化验血脂和血液流变学指标。治疗期间每日测血压2～3次。

【主治功效】平肝降压。适用于高血压、高脂血症。

【方义简释】方中的夏枯草、天麻、石决明、珍珠母益肝潜阳以治肝风；菊花、决明子平肝醒目；竹叶养心利尿；茵陈、赤茯苓解肝胆湿热，具有引邪外出的作用；川牛膝、何首乌、白芍、赤芍补肝肾，引血下行，兼活血祛瘀；大黄、山楂消瘀散结。全方共达平肝潜阳、化痰降浊、散瘀通络、降压降脂的功效。

【方中按语】根据中医学理论，高血压、高脂血症属中医学"肝风""眩晕痰证""瘀证"等范畴。因为长期精神紧张、肝气郁滞，郁而化火或恣食肥甘，饮酒过度，湿浊壅阻，痰浊内生，迁延日久，正虚邪实，阴阳失调、痰浊闭阻，肝阳上亢，气血不畅，经络阻滞形成上盛下虚的证候，表现为头晕、眼花、耳鸣、健忘、四肢麻木等症。

2. 钩藤解毒汤

【原料组成】黄芪、黄连各 16 克，钩藤 28 克，黄芩 6 克。

【用量用法】水煎取汁 400mL，每日 1 剂，分 2 次服，早晚各 1 次。

【主治功效】清热解毒，益气补虚。适用于原发性高血压伴血脂异常。

【方义简释】方中的黄芪能补气升阳、利水消肿、益卫固表、托毒生肌，既可降低血压，增强心功能，又能改善高血压患者的胰岛素敏感性；钩藤清热、平肝息风，通过降低外周血管阻力、减少心排血量而降低血压；黄连、黄芩泻火解毒，清心肝之火，具有降压、降脂作用。

【方中按语】身体中胰岛素抵抗是高血压的一个相对独立危险因素，它可给机体带来一系列的代谢紊乱。许多研究认为，胰岛素抵抗是脂质代谢异常的原发因素，空腹胰岛素升高与三酰甘油升高及高密度脂蛋白降低显著相关。

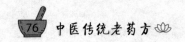

3. 健脾化痰饮

【原料组成】生地黄 18 克，地龙 16 克，山楂、决明子、玉竹各 28 克。

【用量用法】水煎服，每日 1 剂，分 2 次服；或以开水冲泡代茶饮。

【主治功效】活血化瘀，养阴通络。适用于高血压、高脂血症。

【方义简释】方中以山楂、决明子消食化痰、祛瘀泻火；生地黄、玉竹清热滋阴，配以决明子，更能益肾平肝；地龙通经络，化瘀血，逐瘀行水。诸药合用共奏化痰散瘀、补肾平肝、滋阴通络之功。现代药理研究表明，决明子、地龙均有较好的降压作用，玉竹、生地黄、山楂有降血脂、化解动脉粥样硬化斑块形成的作用。

【方中按语】中医治疗高血压多以肝、脾、肾三脏功能障碍，阴阳气血失调论治。本法从痰瘀入手，辅以养阴通络，使痰消瘀祛，络通液畅。

高血压并发冠心病

1. 通脉降压汤

【原料组成】丹参、益母草、桑寄生、夏枯草各 28 克，川芎、牛膝、泽泻、菊花、决明子各 16 克，蝉蜕 11 克。

【用量用法】水煎服，每日 1 剂，分 2 次服。

【主治功效】活血通脉，降压除眩。适用于高血压并发冠心病。

【方义简释】方中的川芎、丹参、益母草有较强的活血化瘀之力，可调整全身血脉的运行，化除瘀阻；配夏枯草、决明子、菊花、蝉蜕清热养肝，适用于头脑眩晕顶痛；牛膝、桑寄生养血通脉，同时牛膝、泽泻可引血下行而降压。

【方中按语】高血压的发病因素很多，但以肝肾阴虚，日久阴损及阳，阴阳两虚，精亏不能生髓为主，这些病因导致髓海空虚，气血瘀滞，脉络损伤，导致眩晕。

2. 黄芪养心汤

【原料组成】黄芪 28 克，天麻、菊花（后下）、夏枯草各 14 克，白蒺藜、丹参、赤芍、瓜蒌壳、生龙齿、决明子各 16 克，红花 6 克，生地黄、夜交藤、炒枣仁各 18 克。

【用量用法】水煎服，每日 1 剂，分 2 次服，早晚各 1 次。

【主治功效】活血通脉，平肝降压。适用于高血压并发心绞痛、心律失常患者。

【方义简释】方中的天麻、菊花、夏枯草、白蒺藜、生地黄滋阴、护肝、潜阳；丹参、赤芍、瓜蒌壳、红花活血、通脉、理气；高血压患者常常心气不足，气为血之帅，气虚不足以推动血行，则瘀血阻络更甚，故用大剂量黄芪以益气祛瘀；以炒枣仁、生龙齿、夜交藤养心安神；决明子平肝降压，利肠通便。诸药共奏益气养心、活血通脉、平肝定悸之功，取得满意疗效。

【方中按语】近年来，我国对高血压的诊断治疗有较大的进展，西医治疗以降压为目标，已开发出多种类型的降压药物。中医治疗是以病证结合、辨证论治方法，把调整脏腑阴阳气血失衡作为重点。从临床实践来看，中药快速降压疗效虽不如西药理想，但在改善症状、减少西药和对脑、心、肾等重要脏器的保护作用等方面有一定优势。

❀ 3.丹参通冠汤

【原料组成】丹参、当归、降香、生山楂、泽泻各16克，红花6克，地龙11克，生首乌14克。

【用量用法】水煎服，每日1剂，分2次服，早晚各1次，每次150～300mL，连服8周为1个疗程。治疗期间停服一切降压药，疗程前后观测血压、血脂等变化。

【主治功效】滋养补肾、平肝息风。适用于高血压、心绞痛。

【方义简释】本方采用当归、丹参、红花为主药以活血通脉；地龙、降香、生山楂为辅药以平肝息风；生首乌、泽泻滋养肝肾；地龙、降香以加强平肝息风之功效，组成降压散，治疗高血压合并高脂血症患者。

【方中按语】根据现代药理学研究，证实降压散其组成方药，确有其治疗的理论基础。其中当归能扩张外周血管从而降压，抗动脉粥样硬化，从而降血脂。丹参可扩张周围血管，又能抑制中枢加压反应，并有抑制血小板聚集和增强纤溶作用，故而起到降低血脂的作用。

高血压并发脑血管疾病

❀ 1.通便降压汤

【原料组成】决明子、莱菔子各28克，当归、芦荟、龙胆草、生地黄、山茱萸各11克，甘草14克。

【用量用法】水煎服，每日1剂，分2次服，早晚各1次。

【主治功效】降压，泄腑，通便。适用于高血压并发脑血管疾病。

【方义简释】现代医学研究证明，用力排便可使交感神经兴奋、血压升高。因此，必须在滋阴泄肝的基础上用决明子、芦荟、当归、莱菔子以通腑泄肝。通腑法可扩张血管、改善微循环，从而达到降压之目的。

【方中按语】中老年高血压属中医学"眩晕""头痛"范畴，多以劳累过度、情绪波动、高盐饮食等为诱发因素，发病原因主要责之于"风、火、痰、虚"，其病位主要在肝、肾、脾三个方面。以上病例中医辨证为肝火上炎，故用本方以清肝泻火、降压止晕。

2.补气健脑汤

【原料组成】葛根18克，黄芪30～60克，桑寄生26克，丹参28克，生山楂16克，川芎14克。

【用量用法】将药浸泡30分钟左右，煎两次，取汁约200mL，每日1剂，分2～3次温服。

【主治功效】益心健脑，补气活血。适用于气虚血瘀之冠心病、高血压、脑血栓、脑栓塞、脑动脉硬化以及心律失常、高脂血症等心脑血管疾病。

【方义简释】本方以补气活血为治疗原则。在补气药中，黄芪补心养肺之气，葛根升脾和胃之气，桑寄生升益肾气；在活血药中，丹参活心养血，生山楂消中积，川芎行肝血。诸药合伍，益诸脏之气，活一身之血，使气旺血活，心脉得通，脑以得养，从而达到益心健脾之功能。

【方中按语】高血压并发心脑血管疾病的致病原理较为复杂，但患者多为中老年人，现在有年轻化的趋势。其发病因素主要为"气虚血瘀"。因此，本方在益气活血的宗旨下，既着眼于整体功能，又考虑到局部病变，力求达到整体与局部统筹兼顾的治疗目的。

3. 补气活血汤

【原料组成】淫羊藿、川芎、赤芍各 10 克，当归、地龙、山楂、桃仁、红花、黄芪、黄柏各 15 克。

【用量用法】水煎服，每日 1 剂，水煎取汁并浓缩至 70mL，每毫升含生药 2 克，早晚各服 35mL。

【主治功效】补肾益气，通经活络，活血化瘀。适用于高血压相关性中风（恢复期）。

【方义简释】方中的黄芪大补元气；赤芍、当归、山楂、桃仁、红花活血化瘀；黄柏苦能坚阴并有防止淫羊藿性温之偏性；川芎辛香善升而能上行颠顶，地龙性寒下行而善走窜、通经络，两药有引经报使、引导诸药直达病所的作用。全方补肾益气，活血化瘀，通经活络，标本兼治。

【方中按语】大多数患者的年龄在 53 岁以上，原有高血压，在此基础上又得中风顽疾，生理性肾虚与病理性肾虚夹杂。"元气既虚，必不能达于血管，血管无气，必停留而瘀"，终致肾气虚、血液瘀滞之证。

4. 清热化痰汤

【原料组成】玄参、北沙参、桑寄生、丹参、赤芍、葛根、地龙、郁金各 16 克，玉竹、绞股蓝各 28 克，桃仁、红花、胆南星、虎杖各 7 克。

【用量用法】水煎服，每日 1 剂，早晚 2 次分服，6 周为 1 个疗程。

【主治功效】活血化痰，养阴清热。适用于高血压性脑出血（恢复期）。

【方义简释】方中的玉竹、玄参、北沙参、桑寄生生津养阴；桃仁、红花、丹参、赤芍活血祛瘀；虎杖、郁金清热养心；胆南星、绞股蓝清热化痰；地龙通利经脉且活血；葛根散郁火。诸药同用，共奏养心清热、活血化痰之效。

【方中按语】中老年原发性高血压性脑出血急性期常表现为肝阳上亢、血瘀，然至脑出血的恢复期尤其在恢复早期阶段多为瘀热伤阴、痰瘀未清，故治则补阴、活血、化痰为主。

第五节　肝阳上亢型

肝阳上亢，又称肝阳上逆，肝火旺盛就是肝阳上亢的早期表现。据统计，肝阳上亢的发病率男性多于女性，随着年龄的增长发病率逐渐升高，45 岁以后发病率有显著升高。

在中医学理论中，高血压可以导致肝阳上亢型的病理状态。在中医看来，肝为阳脏，肝阳上亢是指肝脏阳气过盛、上升、扬发过多的情况。由高血压引起的肝阳上亢型有以下症状：面容烘热、面红目赤；头晕眩晕、头痛；情绪不稳、易怒；耳鸣、目眩；口苦、口干、咽干等。

1.清热活血饮

【原料组成】钩藤（后下）、川牛膝各 11 克，石决明（先煎）18克，杜仲、益母草、桑寄生、夜交藤、朱茯神、栀子、黄芩、天麻各7 克。

【用量用法】水煎服，每日 1 剂。

【主治功效】平肝息风，清热活血，补益肝肾。适用于肝阳偏亢，肝风上扰证。

【方义简释】本方主治肝阳偏亢，肝风上扰之证。肝阳偏亢，火热上延致头痛，头晕，热扰心神则失眠多梦。天麻、钩藤可平肝息风；石决明可平肝潜阳，清热明目；川牛膝可引血下行；栀子、黄芩可清热泻火；益母草可活血利水；杜仲、桑寄生可补益肝肾；夜交藤、朱茯神可安神定志。

【方中按语】清热活血饮为治疗肝阳偏亢、肝风上扰的有效方药。从组方分析，以清肝息风药为主，配伍清热、引血下行、补益肝肾及安神定志之品，主要针对头痛、眩晕、失眠三个主症。因为肝为藏血之脏，肝阳上亢，常有阴血不足的病机，故应适当配伍滋阴养血之品，达到标本兼顾治疗效果。

2. 珍珠降压汤

【原料组成】石决明26克，珍珠母18克，何首乌50克，菊花、钩藤各16克。

【用量用法】水煎服，每日1剂，分2次服用。

【主治功效】息风平肝，潜阳育阴。适用于原发性高血压。

【方义简释】本方具有清肝息风、育阴潜阳之效。方中珍珠母、石决明、菊花、钩藤清肝息风潜阳，重用何首乌育阴，对于阴虚阳亢者效果较好。临床根据症状辨证加减用药，均可获十分满意的疗效。

【方中按语】高血压是常见的慢性疾病之一，属中医学"眩晕""肝阳""肝风"等范畴。患者以肝阳上亢为主，多为肝肾阴虚或阴阳两虚。

3. 育阴潜阳方

【原料组成】天麻、珍珠母、桑椹各11克，钩藤16克，菊花14克。

【用量用法】水煎服，每日1剂，分2次服。①煎剂：每日煎服1剂，珍珠母敲碎先煮1小时，然后入其他药，煎沸后用小火煮1小时，每剂煎2次，分早晚服完。②片剂：珍珠母先熬；余药熬成浸膏，作糖衣片，20日为1个疗程。服药过程中停服其他药物，忌辛辣刺激性食物。

【主治功效】潜阳育阴，平肝息风。适用于高血压肝阳上亢、阳亢阴虚证。

【方义简释】本方中的珍珠母清肝、养阴、潜阳，为君；天麻、钩藤平肝清肝息风，为臣；菊花滋肾、清头目，主金水二脏，《本草正义》说其"摄纳下降，能平肝火，熄内风，摄纳虚阳而归于下"；桑椹滋肝肾，《本草经疏》说其"为凉血补血滋阴之药"；合菊花为佐使，共奏益肾滋肝、缓晕宁神之功效。

【方中按语】原发性高血压属中医学"眩晕""肝风"范畴。肝为风木之脏，其性刚为主动主升。《临证指南医案·眩晕》曾记载："经云：诸风掉眩，皆属于肝。头为六阳之首，耳目、口鼻皆系清空之窍，所患眩晕者，非外来之邪，乃肝胆之风阳上冒耳。"故其治法，宜平肝之急以息风，滋肾之液以驱热，补肾滋肝，育阴潜阳。

❀ 4. 养血健脾方

【原料组成】当归、茯苓、白芍、白术、柴胡各 28 克，甘草 16 克，生姜、薄荷少许。

【用量用法】水煎服，每日 1 剂。

【主治功效】养血健脾，疏肝解郁。适用于高血压之肝阳上亢脾虚证。

【方义简释】方中的柴胡可疏肝解郁，条达肝气；白芍可养血敛阴，柔肝缓急；当归可养血和血；白术、茯苓、甘草可健脾益气，实土御木；薄荷可透达肝经郁热；生姜可降逆和中，辛散达郁；甘草可调和诸药。

【方中按语】方中之药，深合《素问·脏气法时论》"肝苦急，急食甘以缓之""脾欲缓，急食甘以缓之""肝欲散，急食辛以散之"之旨，可使肝郁得疏，血虚得养，脾弱得复。本方的用药特点是既气血兼顾，又肝脾同调，补肝体而助肝用，立法周全，组方严谨，故为调肝养血之名方。

5.平肝泻火降压汤

【原料组成】杜仲、黄芩、生地黄各16克，牡丹皮8克，生石决明（先煎）、钩藤（后下）、甘菊花、山茱萸、茯苓、柏子仁各14克，川牛膝11克。

【用量用法】把药用水浸泡30分钟，再放火上煎22分钟，下钩藤，然后煎10分钟。每剂煎2次，将2次煎出的药液混合。每日1剂，分2次服。

【功效主治】滋阴潜阳，泻火平肝。适用于高血压（肝阳上亢型）。

【方义简释】方中的钩藤、甘菊花、生石决明清肝潜阳；生地黄、牡丹皮滋阴凉血；黄芩祛火；川牛膝则引血下行；柏子仁、茯苓安神养心；杜仲、山茱萸补肝肾以固本。全方具有滋阴潜阳，清肝泻火，补益肝肾之功效。

【方中按语】本方标本兼治，防中风于未然，为治疗肝阳上亢型高血压的良方。同时，本方剂亦可制成蜜丸常服。服用本方时应忌烟、酒、辛辣食物等刺激品，不宜饮浓茶，少吃鸡和飞禽等动风升火之品。

第六节　名医名方降血压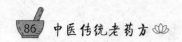

在中医领域，有许多著名的方剂，被广泛应用于降血压的治疗中。以下是其中一些著名的方剂：平压汤、天麻汤、升清降浊汤、菊花清浊汤、茵陈五苓散、加味牛膝汤、化痰安神汤等。

这些方剂在中医治疗高血压方面具有一定的历史和临床应用价值。然而，每个患者的体质和病情有所不同，治疗方案应该由一些经验丰富的中医根据个体情况进行相应的确定和调整。

1. 平压汤

【原料组成】女贞子、夏枯草、珍珠母各50克，墨旱莲10克，钩藤、怀牛膝各30克。

【用量用法】水煎服，每日1剂，日服2次，每次100mL。

【主治功效】育阴潜阳，平肝息风，活络化瘀。适用于高血压。

【方义简释】方中的女贞子、墨旱莲为二至丸，主以滋肾清热；珍珠母重镇潜阳；夏枯草、钩藤平肝息风清热；怀牛膝既滋阴潜阳，又可引血下行。诸药配伍，补而不滋腻，可以达到滋养肝肾、清热息风的目的。

【名医介绍】祝谌予，北京人，北京中医学院教务长、名誉教授，北京协和医院中医科主任。他在治疗高血压方面积累了丰富的临床经验。

2. 天麻汤

【原料组成】钩藤、天麻、夏枯草、菊花各 20 克，杜仲、枸杞子、牡丹皮各 15 克，牛膝、石决明各 30 克。

【用量用法】水煎服，每日 1 剂，分 2 次服用。

【主治功效】平肝，息风，补肾。适用于高血压。

【方义简释】方中的天麻、钩藤具有平肝息风之效，为治疗肝火亢盛型高血压之君药；牡丹皮、菊花清肝泄热；石决明、夏枯草平肝潜阳、清肝火而散郁结；牛膝补肝肾、引血下行；枸杞子、杜仲为补肾滋阴之品，共用有标本同治之效。

【名医介绍】王其飞，河北深泽县人，河北省中医研究所主任医师、教授，中国张锡纯学术研究会会长，石家庄华夏中西医学院院长。他认为高血压属中医学"眩晕""头痛"等范畴，其治疗应根据症状、舌脉、体质、饮食等因素辨证治疗。

3. 升清降浊汤

【原料组成】天麻、豆蔻、陈皮各 12 克，白术 15 克，葛根 20 克，川芎、石菖蒲、半夏、泽泻各 10 克，竹茹、砂仁各 6 克。

【用量用法】上药制成煎剂，每日 1 剂，分 3 次服，4 周为 1 个疗程。

【主治功效】健脾升清，化痰降浊，活瘀利尿。适用于高血压。

【方义简释】方中的天麻、白术通络健脾、化痰降浊；葛根、川芎活血解痉通络；陈皮、半夏燥湿化痰；竹茹、砂仁、豆蔻、石菖蒲醒脾和胃，化湿止呕；泽泻渗湿利水。诸药共奏健脾升清，化痰降浊，活瘀利尿之功。

【名医介绍】柴浩然，原山西运城地区中医院主任医师，全国名老中医专家。他潜心治学，勤于实践，积累了丰富的临证高血压之心法。

4. 菊花清眩汤

【原料组成】大黄 10～15 克，菊花、牛膝、天麻、决明子各 15 克，磁石 20 克，黄芩 10 克。

【用量用法】上药水煎服，每日 1 剂，分 3 次服，10 日为 1 个疗程。

【主治功效】通腑泄热，平肝潜阳。适用于高血压肝阳上亢型。

【方义简释】方中以菊花为主药以通腑泄热、活血化瘀，伍以大黄、黄芩、决明子助清热泻火之力；磁石、牛膝重镇降逆，使上亢之火下行而泻；天麻平肝、潜阳、息风。

【名医介绍】王慧英，北京中医药大学中医系毕业，北京护国寺中医院副院长。擅长心脑血管病的诊治。王氏认为，治疗高血压应根据患者的具体症状，依据高血压的分期，进行辨证选药，方可获得好的疗效。

5.茵陈五苓散

【原料组成】茵陈、陈皮、夏枯草、决明子各10克，白术、茯苓、山药各15克，泽泻30克，桂枝、甘草各6克，焦山楂、丹参各20克。

【用量用法】上药水煎服，每日1剂，分2次服。

【主治功效】健脾利湿，化痰降浊。适用于高血压。

【方义简释】方中的茵陈利湿；白术、茯苓、山药健脾化湿；泽泻利尿消肿；陈皮理气化痰降逆；丹参、焦山楂、决明子、夏枯草祛瘀消脂降浊；桂枝化气助阳，甘草和中。全方合用，达到脾健、湿祛、痰消瘀通的目的。

【名医介绍】李秀林，河南唐河县人，河南省中医学院教授、著名老中医。李氏根据病因病机和临床表现的不同，将高血压分为阴虚阳亢第一型、阴虚阳亢第二型、阴阳两虚型、脾虚痰湿型、肝热火盛型五型进行论治。

6.加味牛膝汤

【原料组成】川牛膝20克，车前子10克，当归、川芎、牡丹皮、桃仁、生龙骨、生牡蛎各15克。

【用量用法】每日1剂，水煎取汁300mL，早、中、晚分服。3周为1个疗程，治疗期间均不使用降压药。

【主治功效】平肝潜阳，活血化瘀。适用于高血压。

【方义简释】方中的川牛膝活血、引血下行，折其阳亢，并兼具滋养肝肾之功。现代药理研究证明，川牛膝具有扩张外周血管、抑制心脏

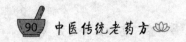

收缩的作用，有降压、利尿等功效。

【名医介绍】周次清，山东莱西县人，山东中医药大学教授、博士研究生导师，名老中医药专家。他根据高血压患者年龄、体质及病期的不同分析，分清虚实及受累脏腑，通过辨证，提出初期治肝、中期肝肾、后期治肾兼顾的治疗高血压的原则。

❀ 7. 化痰安神汤

【原料组成】泽泻、丹参各 20 克，钩藤、素馨花各 15 克，葛根、酸枣仁、首乌藤、石决明各 30 克。

【用量用法】将上药先浸泡 15 分钟，石决明先煎煮 15 分钟，再纳余药共煎煮，约加水 600mL 煮沸后，小火再煎煮 40 分钟，取汤汁 300mL，分早晚 2 次温服，每日 1 剂，3 周为 1 个疗程。

【主治功效】化痰，息风，安神。适用于老年高血压。

【方义简释】本方为治风痰眩晕、头痛之常用验方，加用酸枣仁、首乌藤、素馨花解郁除烦；葛根、丹参、钩藤、泽泻、石决明平肝息风。药理研究证实，此类中药有降压作用，全方共奏有化痰、息风、安神之功。

【名医介绍】盛国荣，福建南安市人，福建中医学院盛国荣中医药研究所所长，福建中医学院教授，中医内科专家。根据辨证将高血压分为 10 种证型，用育阴潜阳法、疏肝解郁法、健脾渗湿法等 10 种方法进行治疗，颇有疗效。

第三章　胃肠病老药方

胃肠病指的是发生在胃肠部位的一类疾病，包括多种消化系统疾病。比如消化不良、肠道菌群失调、胃炎、肠炎、胃溃疡、十二指肠溃疡等，这些疾病可能导致胃肠道黏膜受到刺激或损伤，引发诸如腹胀、腹泻、腹痛、食欲不振、体重下降等症状。

现代医学认为，过度精神刺激、忧郁焦虑等精神因素，也会使大脑皮质兴奋与抑制过程的平衡失调，自主神经功能发生紊乱，从而导致胃壁血管痉挛收缩，胃黏膜缺血，营养不良，日久则会发生炎性病变。

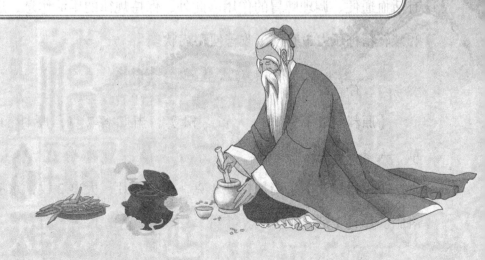

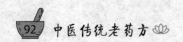

第一节　便秘 🔨

便秘的主要表现是排便困难、排便次数减少。大多数患者的排便次数每周少于 3 次，严重者长达 2 ~ 4 周才排便 1 次。少数患者会表现为排便困难，排便时间长达 30 分钟，或每日排便多次，但排出困难，常伴随粪便干燥、硬结。

治疗便秘的中医方法包括中药治疗、饮食调理和生活习惯调整等。常用的中药方剂包括补气养血汤、益气养液方、健脾润肠方等，它们具有活血通便、调理脾胃的作用。此外，保持规律的生活作息、适度运动和减轻精神压力也有助于改善便秘症状。

🪷 1. 补气养血汤

【原料组成】芒硝、大黄、枳实、当归各 7 克，厚朴 11 克，甘草、人参各 6 克。

【用量用法】上药加桔梗 4 克，生姜 3 片，大枣 2 枚，水煎，芒硝溶服。每日 1 剂，服 2 次。

【主治功效】补养气血，泄热通便。适用于阳明腑实而又气血不足之证。

【方义简释】本方以大黄、芒硝、枳实、厚朴（即大承气汤）泻火通便，荡涤肠胃实热积滞以攻邪；当归、人参、甘草养血益气，化燥通便，顾护正气。合而用之，有扶正以祛邪、攻下不伤正之妙。重加桔梗开宣肺气、宣通肠腑，为欲降先升之意；生姜、大枣和胃补中，扶其胃气；甘草兼能调和诸药。合而成方，共成泄热通便、养血补气、扶正攻下之剂，洵为邪正合治之良方。

【方中按语】此方原治热结旁流而气血耗伤者，后世用治温疫病应下失下，邪实而又气血俱虚，或素体气血俱损，而患里热腑实之证。当此之时，不攻则不能去其实，不补则无以救其虚，用药组方必须虚实两顾，攻补兼施。故以泄热通便，补气益血立法。

2. 滋阴增液汤

【原料组成】麦冬、生地黄各24克，玄参28克，大黄7克，芒硝6克。

【用量用法】水煎服，每日1剂，每日2次，早晚各服1次。

【主治功效】泄热通便，滋阴增液。适用于阳明温病、热结阴亏证。

【方义简释】本方以大剂量生地黄、玄参、麦冬增液滋阴为先，增水以行其舟；再配以大黄、芒硝泄热通便，软坚润燥。诸药合用，使阴液得复，燥屎得下，热结可除。正如吴瑭所说："此方妙在寓泻于补，以补药之体，作泻药之用，既可攻实，又可防虚。"

【方中按语】滋阴增液汤适用于热结阴亏之证。多由阳明温病，热结于肠胃，津液亏损受灼，或素体阴津亏虚，又患温病，更伤津液所致。本病证以津液枯竭为主，故虽用攻下，但无水舟停，大便仍闭结不通，反致邪热愈盛。当以滋阴增液，泄热通便为法。

3. 益气养液方

【原料组成】黄芪28克，威灵仙10～18克，金银花、白芍、麻仁、肉苁蓉、当归各18克，厚朴、酒大黄各3～13克。（以上用量可根据病情稍事加减。）

【用量用法】水煎服，每日1剂。可连服，大便调顺再停药。

【主治功效】益气养液，润肠导滞。适用于老年虚证便秘。

【方义简释】此方以黄芪之补气，当归、白芍之养血，麻仁、肉苁蓉之化燥，以治本；厚朴行气润燥，酒大黄缓降，方从青麟丸等方化裁而来；威灵仙通气利脏之腑以治标，佐以金银花清脏腑之热而不伤正。患者若大便数日不下，燥热显著，可加玄明粉3～6克冲服，得便下即止，不可过量。

【方中按语】治疗此病应注意此方之特点：一为重用黄芪以健脾益气；二为大黄不后下免其过量致泻，并且需要连续服用以缓调其六腑功能；三为威灵仙可以自胸腹至下腹通闭解结，气血俱畅达，虽有痰水气滞等，均得以疏导而解。

❀ 4.首乌润肠方

【原料组成】生当归、生赤芍各 7 克，生何首乌 16 克（用鲜的更好）。

【用量用法】小火水煎服，每日 1 剂，分 2 次服，饭后服。此方药性和平，服后并不立即起泻下作用，一般服药两三天后，大便开始从粒状变为条状，须连续服用，待便秘症状基本解除后才能停药。

【主治功效】增液通便，养血润肠。适用于血虚肠燥引起的大便秘结。

【方义简释】方中的生何首乌味甘、性微温，能补肝益肾而益精益血，通便润肠；生当归性温、味甘，是补血养血的要药；生赤芍味苦、性凉，有凉血清热之功效，能下气泻肝火，通顺血脉。本方用药虽少，配伍精当，针对血虚、津枯、肠燥的病机侧重养血滑肠润燥，辅以下气通脉活血。所以能图徐徐缓下之功，治本而见长效。

【方中按语】中医学认为，血虚肠燥型便秘，血虚肠液干枯是疾病的本质。本方对血虚肠燥而致的便秘，非养血化燥不为功。养血润肠是增液行舟的方法，虽不立即起泻下作用，但疗效是可靠的。

❀ 5.健脾润肠方

【原料组成】火麻仁、杏仁、决明子各 13 克，白术 30 ~ 50 克，番泻叶 4 克。

【用量用法】水煎服，每日 1 剂，每日服 3 次，饭后服。

【主治功效】润肠健脾通便。适用于习惯性便秘。

【方义简释】老年便秘一证，中医临床多见，其原因多种多样，发病因素亦错综复杂。中医分为风秘、冷秘、热秘、虚秘等症。用白术益气健脾而滋润为主药；因肺与大肠相表里，故用杏仁开肺润通；决明子、火麻仁润肠通腑；加入小剂量番泻叶通下，推动糟粕向下运行。如此脾气振奋，津液输布正常，健运通下，则便秘自愈。

【方中按语】本方的最妙之处在重用白术，多数人认为白术性温且燥，对大便秘结之证不敢妄用。中医学认为，白术有健脾益气，通水利道，活血化瘀的功用。习惯性便秘，久秘必伤气。故重用白术健脾益气、滋润津液，自然效如桴鼓。

6. 补中益气汤加减

【原料组成】党参 23 克，生黄芪 28 克，肉苁蓉 16 克，陈皮 6 克，升麻 4 克，柴胡、白术、当归、杏仁、阿胶（烊）、枳壳各 13 克。

【用量用法】将上药用水浸泡 30 分钟，煎 30 分钟，每剂煎 2 次，将所得药液混合。每日 1 剂，分 2 次温服。

【主治功效】润燥通便，补血益气。适用于脾胃虚弱、血虚津亏便秘者。

【方义简释】便秘多为饮食不节，脾胃干燥，运行无力，气血生化无源，气虚则大肠传送无力，血虚则津少不能滋润肠道，以致大便秘结。用补血益气汤加阿胶养血润燥，加肉苁蓉通便润肠，加枳壳理气和中，加杏仁宣肺润肠。药证相符，而获效也。

【**方中按语**】本方出自《脾胃论》，历来被推崇为补中益气的代表方，临床应用十分广泛。

第二节　胃脘痛

胃脘痛是指上腹部胃脘处的疼痛感，也被称为胃痛。它是以胃脘近心窝处常发生疼痛为主的疾病，是临床上的一个常见症状。胃寒疼痛主要是由于外感寒邪和脏腑阳气不足造成的胃运化功能减弱、胃气阻滞出现的不通则痛。

胃脘痛的病位主要在胃，是饮食不节、嗜食生冷食物以及情志不舒畅等因素导致气机不畅所引发的。胃的受纳、腐熟和消化功能与脾气的运化、肝气的疏泄以及肾阳的温煦密切相关。

1.佛手丸

【**原料组成**】土白术、台党参、炙甘草、广陈皮、广木香、法半夏、金铃子、醋青皮、炒枳壳、佛手片、莱菔子、厚朴、大腹皮、延胡索、生赭石、炒谷芽、旋覆花各 13 克，云茯苓皮 20 克，缩砂仁、吴茱萸各 6 克，干百合 28 克，台乌药 16 克，生枳实、炒鸡内金、玫瑰花、代代花、马尾连各 10 克，炒秫米、焦六曲各 11 克，火麻仁 18 克，荷梗 4 克。

【用量用法】将上药共研细面，炼蜜为丸，每丸重 10 克。1 日 2 ~ 5 次，每次 1 丸，白开水送服。忌辛辣、油腻食物。

【主治功效】疏肝行气，健脾和胃，宽中润肠。适用于胃脘疼痛、痞胀呕恶、纳差便干。

【方义简释】本方以香砂六君子为主，合旋覆赭石汤、金铃子散、左金丸、平胃散、百合乌药汤等方。更加佛手片、代代花、玫瑰花舒气补中；炒鸡内金、谷芽、莱菔子消食导积；炒秫米利水化湿；火麻仁润肠通便。虽无深意，却亦平妥。

【方中按语】脾胃之病为临床常见疾病。其中尤以胃脘疼痛为多。中医治此，确有良效，用药并无神奇，辨证施治就可见效。唯胃脘疼痛，易愈易复，久服汤药，颇为烦琐。余乃汇聚古方，而略参己意，配制成丸，名曰"佛手丸"。

2. 温中补虚汤

【原料组成】人参、吴茱萸各 7 克，大枣 4 枚，生姜片 18 克。

【用量用法】水煎服，每日 1 剂，早晚 2 次分服。

【主治功效】降逆止呕，温中补虚。适用于食谷欲呕，胃中虚寒，胃脘冷痛，吞酸嘈杂；或厥阴头痛，干呕吐涎沫；或少阴吐利，手足逆冷，烦躁欲死。

【方义简释】方中的吴茱萸味辛苦、性大热，直入肝胃，温脾暖胃，散寒升阳，和中止呕，为主药；生姜味辛、性温，暖胃散寒，和中止呕，为呕家之圣药，故重用为辅药，与吴茱萸相配，散寒降浊之功益著。四药相合，共奏温中补虚、暖肝和胃、降逆止呕之功，使阴寒去，逆气平，而诸证自除。

【方中按语】本方为中医用于中焦虚寒、浊阴上逆之证的常用方。临床表现以呕吐或干呕吐涎，舌质不红，苔白滑，脉细迟或弦细为证治要点。对某些呕逆严重者，可采用冷服法或多次少量法，以免格拒不纳。本方药性温热，凡郁热胃痛，热性吞酸及肝阳上亢之头痛等，均应忌用。

❀ 3. 香附健胃汤

【原料组成】砂仁、甘草各 6 克，香附、石斛、三棱、陈皮各 13 克，党参、白术、白芍各 11 克，半夏 10 克，生山楂、丹参各 16 克。

【用量用法】水煎服，每日 1 剂，分 2 次温服。早晚各 1 次。

【主治功效】养阴止痛，益气健脾。适用于脾胃气虚阴亏，脾不能运，胃不能纳，脘腹隐痛，腹胀纳差，喜温喜揉，口干少饮，口中乏味，大便时结时溏，舌苔白微腻，脉弦缓或弦细等。

【方义简释】方中用党参、白术、甘草健脾益气，作为健运中焦的基础；加香附、砂仁、半夏、陈皮益气消胀，化湿行痰，以祛脾弱湿聚之痰湿气滞；石斛养胃滋阴；白芍合甘草，酸甘化阴，使阴阳互济，生化有源；丹参、三棱、生山楂化瘀止痛，健胃消积。全方脾胃兼顾，益气又可养阴，补中有健，阴阳两调，刚柔互济，脾胃薄弱者长服可以健脾强胃，故名"健胃汤"。

【方中按语】本方健脾益气，祛痰化湿，作为基础；加白芍合甘草、山楂酸甘化阴，以使健脾益气之中兼养脾之阴液，使阳生阴长，生化无穷，此亦符合医圣张景岳"善补阳者，必阴中求阳，则阳得阴助则生化无穷"之意；再加丹参合生山楂、三棱消瘀止痛，气虚阴亏络阻者，用之更好。

4. 滋肝补肾汤

【原料组成】沙参、丹参各16克，生地黄20克，麦冬11克，川楝子6克，女贞子、白术、佛手、当归、香附各13克。

【用量用法】水煎服，每日1剂，分2次服。

【主治功效】清热活血，滋阴疏肝。适用于肝肾阴虚，肝气不疏，兼血热血瘀之胸胁胃脘胀痛。咽干口燥，其痛绵绵，或兼泛酸口苦，或腹胀纳差，或阴黄不退，舌红少津，脉细弦等。

【方义简释】肝、脾病后期，患者阴虚肝郁十分常见，是一个带有共性的证候。古人多以一贯煎为主方，然此方大法虽备，临证多需加减化裁。故用生地黄、麦冬、沙参、女贞子滋肝补肾之阴，性平、味甘而不滋腻。全方具有较强的滋阴疏肝之力，又可清热利湿、健脾益气，适应证颇广。

【方中按语】多年实践证明，此方疗效比较理想。解郁疏肝，一般多用柴胡，但阴虚者多有虚热，柴胡性升散于虚火不宜，故用川楝子、香附、佛手疏肝而不化燥、不伤阴，且兼清热活血之用，比较适宜。若肾虚症状突出者，菟丝子、沙苑子、山茱萸等品又可酌加。

第三节　慢性泄泻

慢性泄泻是消化科常见病症之一，以反复发作的腹泻为主诉症状，伴有黏液便、血便和不同程度的腹痛等症状，且涉及多种相关疾病。较常见的病症有溃疡性结肠炎、慢性结肠炎、直肠炎、克罗恩病、肠功能紊乱、肠易激综合征等。

慢性泄泻的病因主要由于湿邪的太过及脾气之虚或脾阳不足，使脾气不升而致清气下陷。从临床表现来看，泄泻虽有多种证型，但从病因而论无不以湿邪为患，从病位而言总与脾有关。泄泻虽不离脾，但亦与肝肾有关；治病求本，本于脾胃，健脾化湿为主。

1. 消食和胃方

【原料组成】白术、枳实、陈皮、连翘、莱菔子各 13 克，山楂 18 克，神曲 11 克，半夏、茯苓各 7 克。

【用量用法】用水浸泡方药约 30 分钟，先用大火煎药至沸腾，再用小火煎煮 30 分钟。每日 1 剂，分 3 次温服，6 剂为 1 个疗程，需用药 2～4 个疗程。

【主治功效】导滞止泻，消食和胃。适用于慢性泄泻。

【方义简释】方中的枳实散气行气，开结除滞，和中清热，化饮消痞；白术益气健脾，化饮燥湿，行水开结；重用山楂，能消一切积滞饮食，善于消肉食之积；神曲健脾消食，善于化酒食陈腐、油腻之积；莱菔子下气、消食、祛痰，善于消谷面蔬菜之积；半夏降逆燥湿，醒脾、和胃、止呕；陈皮化湿理气，和胃醒脾；茯苓益气健脾，止泻渗湿；连翘清热散结。

【方中按语】根据患者食凉即泻、手足欠温辨为寒，再根据口舌生疮、舌质深红辨为热，因倦怠乏力辨为夹气血虚，以此辨为上热下寒证。本方可导滞止泻，清热于上，散寒于下，兼补气益血，消食化积，加半夏、陈皮，醒脾燥湿，降逆止呃。

2. 温肾暖脾丸

【原料组成】补骨脂 118 克，肉豆蔻、五味子各 60 克，吴茱萸（浸，炒）28 克。

【用量用法】丸剂，每日 2 次，每次 8 克，饭前温开水送下。亦可作汤剂，水煎服，用量按原方比例酌定。

【主治功效】暖脾温肾，固肠止泻。适用于脾肾阳虚之肾泄证。

【方义简释】方中的补骨脂补肾助阳、止泻温脾，为治肾虚泄泻、壮火益脾之要药，故重用为君药；肉豆蔻暖胃温脾、涩肠止泻，配合补骨脂则温肾暖脾、止泻固涩之功益彰，为臣药；五味子酸温，益气固肾，酸涩收敛；吴茱萸温脾暖胃以散阴寒；五味子、吴茱萸二药相伍，善治肾泻，共为佐药。全方配伍，共奏温肾暖脾，固肠止泻之功。

【方中按语】温肾暖脾丸与真人养脏汤同为止泻固涩之剂，但所治不甚相同。真人养脏汤重用罂粟壳（说明：属于国家管制药品）为主药，以固涩为主，兼以温肾暖土，适用于泻痢日久，脾肾虚寒，以脾虚为主的大便失禁。

3. 清热散寒汤

【原料组成】法半夏、黄连、干姜、桂枝、党参、炙甘草、大枣各6克。

【用量用法】水煎服，每日1剂，每日2次，早晚各服1次。

【主治功效】和中止泻，调理寒热。适用于慢性泄泻。

【方义简释】方中的黄连和法半夏降逆清热，顺胃降湿；干姜同桂枝温脾胃而散寒，有助脾气升之功；党参、炙甘草、大枣和胃益脾，助中焦斡旋之功；桂枝还可通上下阴阳之气。诸药合用，寒热去，阴阳通，升降复而诸症自消。

【方中按语】中医学认为，泄泻之病虽为"水湿偏渗大肠"之原因，"土为生发之，脾气升则水液渗入膀胱，自不致偏渗而为五泻"。在治疗中除了应重视除湿之外，还应当重视健脾。

4. 散结理气汤

【原料组成】牡丹皮、柴胡各 11 克，大黄 4 克，冬瓜子 28 克，桃仁 14 克，金银花 16 克，枳壳、木香各 13 克。

【用量用法】水煎服，每日 1 剂，每日 2 次，早晚各服 1 次，6 剂为 1 个疗程。

【主治功效】破结泄热，散结理气。适用于慢性腹泻。

【方义简释】本方为大黄、牡丹皮汤去芒硝，四逆散去白芍、甘草，加金银花、桃仁而成；大黄能攻逐肠中湿热瘀结之毒，通络活血；桃仁、牡丹皮散血凉血，破血化瘀；冬瓜子清肠中湿热毒邪；柴胡、枳壳、木香理气疏肝，疏通肠中气机；金银花能清热解毒，止利消炎。

【方中按语】中医学认为，泄泻一病，病因复杂，对于寒热虚实宜仔细审求，切不可见泄即堵，贻害无穷。本病例泄泻，为实邪阻滞肠道所为，其辨证当抓住两点：一是腹痛泄泻，泄后其痛不减，大便不尽；二是舌质淡红、脉弦小涩，表明肠有毒热，挟有瘀滞之物。

5. 抑肝缓痛方

【原料组成】白术 10 ~ 16 克，白芍 10 ~ 124 克，茯苓 10 ~ 18 克，陈皮 6 ~ 13 克，防风 6 ~ 11 克，木香 6 ~ 13 克（后下），砂仁 6 ~ 13 克（后下），六月霜 20 ~ 28 克。

【用量用法】水煎服，每日 1 剂，每日 2 次，早晚各 1 次。

【主治功效】标本兼顾，抑肝扶脾。适用于肝木克脾所致的慢性泄泻。

【方义简释】本方用白芍抑肝缓痛；防风升清疏风；白术、茯苓渗湿培土；木香、砂仁、陈皮调中助运；六月霜苦寒，清肠和胃，止痢开膈，消食运脾，方中以此清湿化浊。合而观之，本方由痛泻要方加味而来，是扶脾抑肝、标本兼顾之良方。

【方中按语】治疗期间忌食生冷油腻之品。

第四节　消化不良

消化不良是由胃动力障碍所引起的疾病，常表现为餐后饱胀不适、早饱感、上腹部疼痛、上腹部烧灼感、食欲不振、恶心呕吐、嗳气等。根据病因，消化不良可以分为功能性消化不良和器质性消化不良两种。

功能性消化不良属于中医学"脘痞""胃痛""嘈杂"等范畴，其病在胃，涉及肝脾等脏器。功能性消化不良又分为餐后不适综合征和上腹疼痛综合征。

器质性消化不良则是由消化道疾病、口服的药物等原因引起的。治疗时主要针对病因治疗，辅助补充消化酶或者改善胃动力，以缓解消化不良症状。

1. 健脾消痞丸

【原料组成】枳实麸（炒黄色，去瓢）28 克，白术 60 克。

【用量用法】上药研细末，与荷叶烧饭为丸，如梧桐子大，每次服55 丸，用温水送下，不拘时候。现代用法：共研为极细末，糊丸，每服6 ~ 7 克，荷叶煎汤或温开水送下，每日 2 次。亦可作汤剂，水煎服，用量按原方比例酌定。

【主治功效】消痞健脾。适用于脾虚气滞食积证。

【方义简释】本方重用白术燥湿健脾，以助脾动，为主药。辅以枳实麸下气化滞，消痞除满。更取性善升清之荷叶，与下气降浊之枳实麸相伍，使清升浊降，脾胃调和；荷叶烧饭和药为丸，滋养谷气以助白术养胃健脾。

【方中按语】健脾消痞丸是消补方，荷叶烧饭作丸尝。若加神曲与麦芽，消食化滞力更强；或加橘皮与半夏，健脾化痰两兼长；或加木香与砂仁，行气化滞消痞胀。本方组成虽简，但寓意深刻，消补兼施，补重于消，寓消于补，为健脾消痞之平剂。

2. 消食平胃散

【原料组成】茯苓、山楂、神曲、麦芽各 16 克，苍术、厚朴、陈皮、半夏各 13 克，甘草 4 克。

【用量用法】水煎取汁，每日 1 剂，分 5 次温服。

【主治功效】消食化积，燥湿运脾。适用于寒湿困脾所致的脘痞腹胀，倦怠嗜卧，不思饮食，或食积停滞之脘腹胀痛，嗳腐吞酸，呕恶，泄泻。常用于现代医学的慢性胃炎、功能性消化不良症。

【方义简释】方中的苍术性温味苦，化湿健脾，能治湿阻中焦、脾失健运而致脘腹胀闷、呕恶食少等症；厚朴性温味苦，行气消食，利湿消积，能治湿阻中焦、气滞不利所致脘闷腹胀、腹痛呕恶；陈皮健脾理气、除湿化痰，能治脾胃气滞之不思饮食、腹胀腹痛。诸药合用，共奏燥湿健脾，消食化积之功。

【方中按语】消食平胃散与枳术丸皆系消补兼施之剂，且补大于消，均用于脾虚积证。但本方用药较多，照顾亦全面，消食补脾之力皆大于枳术丸，兼能化湿止泻，宜于脾虚食积夹湿而见便溏、苔腻微黄等证情较复杂者；而枳术丸药简性平，宜于脾虚气滞，证情较单纯者。

3.温中和胃汤

【原料组成】黄芩 10 克，黄连 6 克，炮姜 4 克，姜半夏 13 克。

【用量用法】水煎服，每日 1 剂，早晚 2 次分服。

【主治功效】调和胃肠，辛开苦降。适用于功能性胃肠病。

【方义简释】姜半夏味辛，性温为君，散结消痞，降逆止呕。炮姜味辛，性热为臣，温中散寒，热而不燥，作用和缓持久，且长于止痛温中。药理研究表明，炮姜对溃疡有明显的抑制作用，而干姜无此作用。黄芩、黄连苦寒而泄热通痞。以上四药同用，共奏平调寒热、辛开苦降之功。

【方中按语】本方妙在既可辛开苦降以和脾胃，又能行气宽中以除痞满。

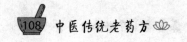

4.消食健胃丸

【原料组成】神曲6克，山楂18克，半夏7克，陈皮、莱菔子各4克。

【用量用法】将药加水500mL，煎取汁300mL，每日1剂，分3次饭后服。

【主治功效】和胃消食。适用于消化不良。

【方义简释】方中的山楂味酸甘、性微温，能化积消食，散瘀行气，以消一切饮食积滞，尤善消肉积油腻之积，为本方主药；神曲味甘性温，健脾消食；莱菔子性平味甘，能除胀消食，降气化痰，并长于消麦面痰气之积；以上三药同用，可消化各种饮食积滞。半夏、陈皮性温，能化痰燥湿，降逆止呕，消痞散结。诸药相合，共奏消食和胃，清热祛湿之功。使食积得消，胃气得和，热清湿去，诸症自愈。

【方中按语】方中药物的作用及注意事项如下：①山楂，生品用于消食散瘀，焦山楂用于止泻止痢。②莱菔子，炒用能消食、下气、化痰，又因其辛散耗气，故气虚及无食积、痰滞者慎用，又不宜与人参同用。③半夏反乌头，性温燥，阴虚燥咳、血证、热痰、燥痰应慎用，然经过配伍热痰证亦可用之。

第五节　急性胃炎

急性胃炎是指由多种病因引起的急性胃黏膜炎症。临床表现主要为恶心、呕吐、腹痛腹泻、发热等。其发生多由于饮食不当、暴饮暴食，或食入生冷腐馊、受污染的不洁食品感染等。

急性胃炎主要表现为上腹部症状，多发生于夏秋季节，常由粪口途径传播，好发于儿童，且儿童患病症状一般更为严重。内镜检查可见胃黏膜充血、水肿、出血、糜烂等病变。病理组织学特征为胃黏膜固有层见到以中性粒细胞为主的炎症细胞浸润。

1. 养胃生津汤

【原料组成】半夏、生地黄各 24 克，麦冬 168 克，甘草 6 克，人参、粳米各 7 克，大枣 12 枚，玄参 28 克。

【用量用法】水浸泡方药约 30 分钟，然后用大火煎药至沸腾，再以小火煎煮 35 分钟。每日 1 剂，分 3 次温服，6 剂为 1 个疗程，需用药

5～8个疗程。

【主治功效】养阴清胃，调脾补中。适用于急性胃炎。

【方义简释】方中重用麦冬生津养阴，滋液化燥；人参益气补中，调营和阴；粳米益脾健胃，化生阴津；半夏开胃行津，调畅气机，降肺胃逆气，制约滋补壅滞气机；生地黄、玄参清热凉血，养阴润燥，助麦冬清热养阴生津；大枣、甘草益胃气，养脾阴。

【方中按语】临床主治胃气虚弱，脘中疼痛，纳少运缓，四肢乏力；药方中半夏、甘草和生地黄功能温中理气，燥湿和胃。

❀ 2.行气和胃散

【原料组成】苍术去粗皮，米泔水16克浸二日；厚朴去粗皮，姜汁，炒香陈皮去白各7克；甘草锉6克。

【用量用法】上药研细末，每服10克，以水一盏，入姜10克，干枣两枚，同煎至七分，去姜、枣，趁热服，空心食前；入盐一捻，沸汤点服亦得。现代用法：共为细末，每服3～6克，姜、枣煎汤送下；或作汤剂，水煎服，用量按原方比例酌定。

【主治功效】行气和胃，燥湿运脾。适用于湿滞脾胃证。

【方义简释】中医采用本方所治之证，乃因湿脾困胃，气机阻滞，运化失司，胃失和降所致。治则运脾燥湿，行气和胃。

【方中按语】临床上的急性胃炎，属中医学"胃脘痛"范畴。多由寒热犯胃，影响脾胃正常运化功能，导致饮食积滞、湿滞胃脘，气机升降失调。本方具有和解表里、除湿消滞、止痛和胃之功。药证相符，故疗效满意。脘腹痛甚者加木香、沉香；脘腹胀甚者加山楂、神曲；胃酸多者加乌贼骨、瓦楞子。

3. 健脾解郁汤

【原料组成】炒大黄6克，柴胡、炒枳实、茯苓、姜半夏、炒白芍、黄芩、生姜各7克，丁香4克，大枣4枚（切开）。

【用量用法】水煎服，每日1剂，早晚各服1次。

【主治功效】健脾和胃，疏肝解郁。适用于急性胃炎。

【方义简释】本方用柴胡、黄芩疏少阳经络以清热，兼祛表邪；用白芍助柴胡泄犯胃之邪以止呕；用姜半夏疏胃气之滞，使之和降；用枳实、大黄攻其满而清其热；用生姜、大枣回复已伤之胃气；加丁香和胃，茯苓健脾，兼祛心悸，如此诸症可除。

【方中按语】中医学认为，本病肝郁犯胃，虽有身痛头重等表证，但主要在于呕吐泛酸，食入即吐等里证。盖肝味主酸，其气横逆，时时上泛；病程较久，胃实热结已重，胃脘不舒可知，大便七八日不下，故少阳证少，阳明证多。至于心慌、气短，是因呕吐不止、便实心烦所致。故选用大柴胡汤加丁香、茯苓。

4. 温中健脾汤

【原料组成】川楝子、荔枝核、白术、党参、乌药、半夏、茯苓各13克，甘草、吴茱萸、延胡索、香附、高良姜各6克，生姜3片，大枣3枚。

【用量用法】水煎服，每日1剂，每日2次，早晚饭后各服1次。

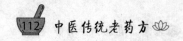

【主治功效】平冲止呕，温中健脾。适用于急性胃炎。

【方义简释】方中的党参、白术、茯苓健脾补气；高良姜、大枣、甘草温胃和中；半夏、生姜、吴茱萸散寒温中，降逆止呕；川楝子、香附、荔枝核、乌药、延胡索疏肝暖肾以平冲。全方共奏和胃健脾、温中降逆之功，故使呕吐、冲气相继而愈。

【方中按语】根据中医学理论，胃主纳谷，其气宜降；脾主健运，其气宜升。本病脾虚胃寒，脾失健运，不能化精微为气血营养全身，故面色白，倦怠无力，虚汗不止；水走肠间，则辘辘有声，肠鸣腹胀，大便溏薄；胃失和降，则呕吐清水，食欲不振；呕吐日久，下伤肝肾，则出现冲气上逆，小腹不适。病至此，中阳不振，脾胃虚寒，急当温中健脾，和胃降逆。

第六节　慢性胃炎

　　慢性胃炎是指多种病因引起的胃黏膜慢性炎症性病变。根据病理变化的不同，可以将慢性胃炎分为慢性非萎缩性胃炎、慢性萎缩性胃炎两类。

　　慢性非萎缩性胃炎，又叫慢性浅表性胃炎，表现为胃黏膜充血、水肿，呈淡红色，可伴有点状出血和糜烂，表面可有灰黄或灰白色黏液性渗出物覆盖。

　　慢性萎缩性胃炎，以胃黏膜萎缩变薄，黏膜腺体减少或消失，并伴有肠上皮化生，固有层内多量淋巴细胞、浆细胞浸润为特点，表现为消化不良、食欲不佳、上腹部不适等症状。

1.补气健胃汤

　　【原料组成】炙甘草6克，人参（去芦）、白术、茯苓（去皮）各7克。

　　【用量用法】上药研细末，每服10克，水一盏，煎至七分。通口服，不拘时候。入盐少许，白汤点亦得。现代用法：水煎服。

【主治功效】健脾益气。适用于脾胃气虚证。

【方义简释】方中的人参性温、味甘，补虚益气，为主药；脾虚易致水湿内生，湿浊内生，脾又易为湿困，故配以白术甘苦性温，燥湿健脾，与人参相须为用，增强补中气、益脾胃之力，为臣药；炙甘草用于脾气虚弱，茯苓味甘淡性平、健脾渗湿，与白术相配，尤善于健脾祛湿，以促进脾胃纳化水谷、运化水湿之功，为佐药。

【方中按语】本方由四君子汤与理中丸组成，方中均有人参、白术、炙甘草三味，皆能益气健脾补中，治脾气虚弱之证。但四君子汤中又配伍茯苓，以人参为主药，故重在健脾益气，适用于脾胃气虚、运化乏力之证；而理中丸则配伍干姜，并以干姜为君药，故重在祛寒温中，适用于中焦虚寒、阳虚气弱之证。

2.疏肝清化汤

【原料组成】白芍、柴胡、枳壳、神曲、佛手各13克，炙甘草、炙鸡内金各6克，黄连4克，吴茱萸1.5克，蒲公英、生麦芽各28克。

【用量用法】水煎服，每日1剂，煎煮2次和匀，共约350mL，分早晚2次于饭后1.5小时温服。症状缓解、病情稳定后，按上方比例研末，每次取6克，分2次于饭后1.5小时开水调服，以20～50天为宜。

【主治功效】疏肝清化，疏胃和中。适用于慢性胃炎。

【方义简释】方中去枳实之破气，易枳壳以消痞降气，合柴胡之轻举疏达，引"脾胃之气行阳道"；用白芍、炙甘草之酸甘化阴，缓急止痛；选蒲公英之苦寒清热，入肝胃二经，并散滞气；配黄连、吴茱萸之辛热开郁，暖脾而散寒邪，苦泄寒降，清肝火而泄胃热；更有佛手疏肝胃之滞气，滞气破则上下气机畅通，胃疏肝达；合生麦芽、神曲、炙鸡内金以和胃消食。

【方中按语】本方为治疗慢性胃炎的有效方。该方抓住肝气犯胃、食滞郁热之病机，在古方基础上化裁而成。遣方用药时注意降中有升，凉里寓温，疏不离和。

🪷 3.行气越鞠丸

【原料组成】川芎、香附、苍术、栀子、神曲各6～13克。

【用量用法】上药研末，水泛为丸如绿豆大。现代用法：水丸，每服8克，温开水送服。或作汤剂煎服。

【主治功效】行气解郁。适用于六郁证。

【方义简释】方中的香附性温，味辛、芳香，解郁行气，适用于气郁，使气行则血行，气畅则痰、火、湿、食诸郁自解，为君药；川芎祛瘀活血以治血郁，又能行血中之气，以助香附行气解郁之功；栀子清热泻火，苍术燥湿运脾以治湿郁，神曲导滞消食以治食郁，共为佐药。五药合用，各具特性，行气为先，统治六郁。

【方中按语】中医所治之六郁，乃气、血、痰、火、湿、食郁结之证。或因寒温不适，或因情志所伤，或因饮食不节，以致肝、脾（胃）气机郁结，升降失常，运化失常，而致血、火、湿、食、痰相因而郁。

故气郁为诸郁之首，而血、火、湿、食、痰郁结，则使气机更为不畅。中医治当行气解郁为主，兼以活血、燥湿、泻火、消食诸法。

4. 清胃泻火汤加味

【原料组成】黄芩、半夏各 11 克，干姜 4 克，党参 28 克，甘草 6 克，黄连 13 克，红枣 7 克。

【用量用法】水煎服，每日 1 剂，分 3 次，饭后服用。

【主治功效】益气养胃。适用于慢性胃炎。

【方义简释】方中的黄芩、黄连清热苦寒，与半夏、干姜配用，辛开苦降，寒热并用，阴阳并调；佐以党参、甘草、红枣，甘温益气补其虚，促使脾胃运化如常。半夏为胃脘痛常用药，功专入脾胃，尤善和胃消痞；黄芩、黄连能清胃泻火，并能燥湿坚阴；党参、甘草、红枣尤善补脾之虚，助脾运化，中气即立，胃脘痛自消。

【方中按语】治疗期间要忌食生冷油腻、煎炸及辛辣火热之品，宜清淡饮食。

第七节　急性肠炎

急性肠炎是消化系统疾病中最常见的疾病。它不仅与肠道感染包括肠道病毒（柯萨奇、埃可病毒）和其他病毒、细菌、寄生虫等相关，还与饮食不当、摄入过量不新鲜食物引起食物中毒、化学品和药物中毒、食物过敏有关。

急性肠炎的临床表现为腹泻、腹痛、腹胀伴不同程度恶心呕吐，严重时可导致脱水，甚至休克。本病可发生在任何年龄，以夏、秋季较多，公共卫生欠佳地区好发。病因明确及时诊治，一般可获痊愈。

1.清热解毒汤

【原料组成】黄柏、秦皮各 11 克，白头翁 16 克，黄连 6 克。

【用量用法】水煎服。上药四味，以水七升，煮取二升，去滓，温服一升。不愈再服一升。

【主治功效】凉血止痢，清热解毒。适用于热毒痢疾。

【方义简释】本方所用苦寒之白头翁，善清胃肠道中的热毒和湿热，是治疗热毒血痢之要药，为主药。黄连、黄柏性苦寒，解毒泻火，燥湿治痢，为佐药。秦皮苦涩而寒，清热燥湿，又兼有收涩止痢之功，为辅使药。四药合用，共奏解毒清热、凉血止痢之功。

【方中按语】本方由白头翁汤与芍药汤组成，均治下利脓血，腹痛里急后重之证。但白头翁汤适用于热毒血痢之实证，以赤多白少，日泻多次，渴欲饮水，舌红苔黄等为主要见症，治以清热凉血解毒为主，兼收涩止痢。

2.止泻益气汤

【原料组成】黄连、人参、淡豆豉各 13 克，乌梅 16 克，细辛、桂枝、附子、川花椒各 4 克，当归、黄柏各 11 克，栀子 14 克。

【用量用法】水浸泡方药约 30 分钟，然后用大火煎药至沸腾，再以小火煎煮 30 分钟。每日 1 剂，分 3 次温服，7 剂为 1 个疗程，需用药 6 ~ 7 个疗程。

【主治功效】散寒温阳，清泄夹热。适用于急性肠炎。

【方义简释】方中的乌梅收敛止泻固涩；附子、桂枝、川花椒、细辛温阳散寒；黄连、黄柏、栀子清泄内热；人参补脾益气；当归补血活血；淡豆豉透邪于外。方药热以散寒，寒以清热，兼以补益，以奏其效。

【方中按语】中医根据痛泻与情绪异常变化有关辨为肝郁，再根据患者手足心热、舌红少苔辨为阴虚生热，以此辨为肝郁阴虚证。方以四逆散疏肝解郁、调理气机，以一贯煎滋补阴津、清退虚热，加罂粟壳、诃子，收敛固涩止泻。方药相互为用，以奏其效。

3. 解表清里汤

【原料组成】甘草 6 克，葛根 16 克，黄芩、黄连各 7 克。

【用量用法】水煎服，每日 1 剂，早晚各 1 次。

【主治功效】清里解表。适用于表证未解、邪热入里证。

【方义简释】方中重用葛根为君，外解肌表之邪，内清阳明之热，又升发脾胃清阳而止泻开津，使表解和里。臣以黄芩、黄连苦寒清热，厚肠止痢。甘草甘缓和中，调和诸药，为佐使药。四药合用，外疏内清，表里同治，使表解里和，身热下利自愈。

【方中按语】本方所治属热痢兼太阳表证，见有身热口渴，喘而汗出，下利血脓臭秽，舌红苔黄等表里俱热之象，有表里双解之功，尤以清里热为主。本方适用于湿热痢，表现为便脓血赤白相兼，且腹痛里急后重较甚，有清热燥湿、调和气血之功。

4. 消炎止泻方

【原料组成】白芍 60 克，白术 90 克，陈皮 45 克，防风 28 克。

【用量用法】水煎服，每日 1 剂，早晚各 1 次。

【主治功效】祛湿止泻，补脾柔肝。适用于脾虚肝旺之痛泻。

【方义简释】方中的白术苦甘而温，补脾燥湿以治土虚，为君药。白芍柔肝止痛，为臣药。君臣相伍，补脾柔肝，于土中泻木。陈皮理气化湿、醒脾和胃，为辅药。防风辛温芳香，佐白芍能疏肝解郁。诸药相合，肝脾同调，补脾祛湿以止泻，柔肝理气以止痛，使脾健肝柔而痛泻

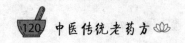

可愈。

【方中按语】中医学认为，腹痛腹泻之证，成因颇多，病情复杂，治法多样。本方所治之痛泻，是因脾虚肝旺，肝木乘脾，脾运失常所致。

5.清热泻心汤

【原料组成】黄芩、干姜、人参、炙甘草各7克，半夏11克，黄连4克，大枣4枚。

【用量用法】水煎服，每日1剂，早晚各1次。

【主治功效】散结除痞，平调寒热。适用于寒热错杂、肠胃不和之痞证。

【方义简释】方中的半夏性味辛温，除痞散结、和胃降逆，为君药。干姜性味辛热，以温中散寒，协半夏辛开散结；黄芩、黄连苦降消痞、寒凉泄热，共为臣药。君臣相伍，调和寒热，辛开苦降，开结除痞。综合全方，补泻同施，寒热共用，苦辛并进，使寒去热清，中焦运转，升降复常，则痞满可除，呕痢自愈。

【方中按语】中医学认为，其病机较为复杂，既有寒热错杂，又有虚实相兼。治疗当调其寒热，和胃益气，散结除痞。清热泻心汤即小柴胡汤去柴胡、生姜，加黄连、干姜而成。因无半表证，故去柴胡、生姜，因寒热互结于心下，故加黄连、干姜以平调寒热，使和解少阳之剂变为调和肠胃之方。

第八节　消化性溃疡

消化性溃疡主要指胃肠道黏膜被胃酸或胃蛋白酶自身消化而引起的溃疡，是在各种致病因子的作用下，黏膜发生的炎性反应与坏死、脱落，形成溃疡，病变可深达黏膜肌层或更深层次。

引起消化性溃疡的主要是胃酸分泌过多、幽门螺杆菌感染和胃黏膜保护作用减弱等因素。胃排空延缓和胆汁反流、胃肠肽的作用、遗传因素、药物因素、环境因素和精神因素等，都与消化性溃疡的发生有关。

1. 止痛和胃汤

【原料组成】乌贼骨、佛手各 16 克，当归、白芍、五灵脂、川楝子各 11 克，扁豆 24 克，白檀香（后下）、炙甘草各 7 克。

【用量用法】水煎服，每日 1 剂，每日 2 次，早晚各服 1 次。

【主治功效】化瘀止痛，疏肝和胃。适用于胃及十二指肠球部溃疡、慢性胃炎。

【方义简释】本方用当归、白芍养血和肝；川楝子、佛手、白檀香疏肝止痛理气；五灵脂化瘀镇痛；扁豆利湿和中；乌贼骨制酸护膜，共奏和胃疏肝、止痛化瘀之效。

【方中按语】消化性溃疡病因为肝胃不和，症见胃脘胀痛时发时止，痛连胁或背部，嗳气泛酸，或口苦、干呕、矢气多，舌质淡红，舌苔白，脉弦缓或弦细。治宜疏肝理气，和胃止痛。故用自拟止痛和胃汤加减治之。

2. 护胃止痛散

【原料组成】龙骨、延胡索、海螵蛸、白及、鸡内金各 100 克，生甘草 120 克，乳香、没药各 28 克，生大黄 60 克。

【用量用法】将上述诸药研为细末。每服 4 克，日服 4 次，三餐食前 1 小时及睡前各服 1 次，以少量温开水调成稀糊状吞服。上述剂量为一料，可服 2 个月左右，为 1 个疗程。服药期间，忌食生冷、酸辣、油煎及难消化食物，禁烟酒。主食以粥、面食为主。

【主治功效】解嘈止痛，护胃制酸。适用于胃脘疼痛，痛有定时、反复发作、经久不愈，泛吐酸水、嘈杂不舒者。

【方义简释】方中的海螵蛸活血止痛；龙骨固涩养胃；白及收敛止血，消肿祛瘀；鸡内金护胃健脾，能助消化；生甘草益气补脾，护胃止痛；乳香、没药、延胡索活血利气而止痛；生大黄苦以坚胃清肠，胃腑以通为用，大便溏薄者去生大黄。

【方中按语】护胃止痛散是治疗胃溃疡及十二指肠溃疡的经验良

方。它不仅能迅速减轻或消除疼痛、吐酸、消化不良等症状，还能使溃疡面很快愈合而得以根治。由于病在胃脘又属慢性，需较长时间不间断服药，故以散剂较为合适。此外，本方能通利大便，增进食欲。

3.理气止痛方

【原料组成】高良姜、旋覆花（布包）、厚朴、制附子、白檀香各6克，砂仁、蔻仁、炙甘草各4克，代赭石（布包）、刀豆子各11克，白术、党参各13克。

【用量用法】水煎服，每日1剂，分2次温服，早晚各1次。

【主治功效】理气止痛，温中散寒。适用于消化性溃疡。

【方义简释】方中的高良姜、制附子可暖胃散寒，代赭石、厚朴、刀豆子、旋覆花降胃气而止呃逆；砂仁、白术、蔻仁、白檀香健脾温中，理气止痛；病久多虚，故用党参、炙甘草顾护脾胃之气。投之诸药，使胃中寒滞得散，气机和降，疼痛自止，病则渐愈。

【方中按语】中医学认为，消化性溃疡易见寒象，如胃脘冷痛，畏食冷物，后背自觉寒凉，遇寒则引发胃胀疼痛。治则温药和之，用辛开温散之法。

4.温中愈疡汤

【原料组成】白术、厚朴、甘松、乌贼骨、生姜、延胡索各13克，党参、茯苓、刘寄奴各16克，桂枝、炙甘草各6克，白芍11克，砂仁10克，大枣3枚。

【用量用法】先将药物浸泡30分钟，用武火煮沸，再改文火煎30

分钟，取汁约 150mL，再将药渣加水二煎。两汁混合，每日 1 剂，早晚两次温服，于饭后 2 小时服用。

【主治功效】理气活血，温中健脾。适用于胃及十二指肠球部溃疡、糜烂性胃炎等病。

【方义简释】方中以党参、白术、茯苓、炙甘草益气健脾；桂枝、白芍、生姜、大枣配炙甘草调和营卫，补虚温中，缓急止痛；砂仁、厚朴、甘松、刘寄奴、延胡索疏肝和胃，理气止痛；乌贼骨生肌敛疮，制酸止痛。诸药合用，共奏温中健脾，活血止痛，生肌愈疡之效。

【方中按语】医家提醒，本方多香燥，易伤阴津，故阴虚者不宜使用。对于脾胃虚寒者也不宜久服。

5. 理气建中汤

【原料组成】白芍 16 克，桂枝 13 克，炙甘草、生姜各 6 克，大枣 5 枚，饴糖 60 克（分冲）。

【用量用法】水煎服，每日 1 剂，分 2 次内服，早晚各 1 次。

【主治功效】缓中补虚，散寒理气。适用于消化性溃疡。

【方义简释】本方以桂枝、生姜辛温通阳，白芍、饴糖酸甘化阴，大枣、炙甘草暖中补虚，可以建中补气，调和阴阳，使中气得以四运，阴阳得以协调，诸寒热错杂之证可愈。

【方中按语】在治疗上，《内经》明训："虚者补之，劳者温之"，当甘温建中，缓急止痛，小建中汤最为恰当。

第四章　妇科病老药方

　　妇科病是指女性生殖系统的疾病，根据发病部位不同，一般包括外阴疾病、阴道疾病、子宫疾病、输卵管疾病、卵巢疾病等，是女性常见病、多发病。妇科疾病不仅对女性的生理健康有较大的危害，还会对女性心理造成更大的伤害。

　　妇科病可分为痛经、闭经、不孕症、宫颈炎、月经不调、妊娠呕吐、慢性盆腔炎、急性乳腺炎、产后恶露不绝、围绝经期综合征、妇科肿瘤等类别。女性应警惕妇科疾病的发生，定期体检，积极治疗。

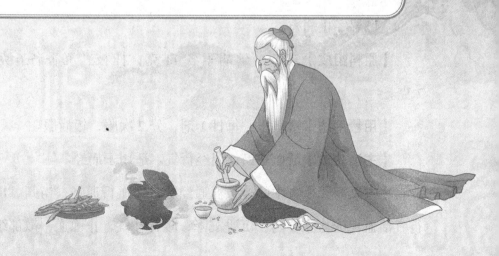

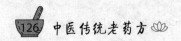

第一节 痛经

痛经指月经前后或月经期出现下腹部疼痛、坠胀，伴有腰酸或其他不适。疼痛常呈痉挛性，通常位于下腹部耻骨上，可放射至腰部和大腿内侧。剧烈疼痛者可出现面色苍白、恶心、呕吐、出冷汗等症状。

痛经是最常见的妇科症状之一，分为原发性和继发性两类。原发性痛经指生殖器官无器质性病变的痛经。继发性痛经指由盆腔器质性疾病，比如子宫内膜异位症、子宫腺肌病等引起的痛经。

1. 温经止痛方

【原料组成】当归、延胡索各 11 克，桂枝、沉香各 6 克，川芎 7 克。

【用量用法】水煎服，每日 1 剂，分 2 次服，饭后服。

【主治功效】活血祛瘀，温经行气。适用于痛经。

【方义简释】方中的桂枝温通经脉，使血行通畅；当归、川芎二味行气活血，为血家要药；沉香沉降，暖肾补气，止呃逆，散郁结，对痛经伴呕恶上逆者更相宜；延胡索活血行气止痛。全方旨在温经通络，散寒凝，畅气机，促血行，以保持胞宫正常的蓄溢功能。

【方中按语】痛经极重者多发于经前、经期第 1 ~ 2 天，经血未下或下之甚少之时，属寒凝气滞，经血凝滞更阻碍气机，血积于胞宫中导致下腹冷痛，可牵扯两大腿亦抽痛不已，伴见面色苍白，体乏无力，四肢厥逆，恶心呕吐，唇舌紫暗，甚或晕厥休克。

2.桃仁生化汤

【原料组成】当归 16 克，炮姜 6 克，炙甘草 4 克，川芎、桃仁各 14 克。

【用量用法】水煎，分 2 次服，每天早晚服。每剂服 1 ~ 2 天。

【主治功效】益气活血，化瘀生新。适用于气血亏虚型痛经。

【方义简释】方中的当归养血调经，入心、脾、肝三经，甘温补脾，益气血生化之源而起补血之效，辛能走窜通经，温能散寒化瘀，故重用为主药；川芎行气活血，祛瘀止痛；桃仁化瘀活血；炮姜色黑入营，温经止痛；炙甘草助当归补中生气血，合而为化瘀活血，温经止痛之剂。

【方中按语】引起痛经的主要原因为气血双虚、肝肾不足、胞宫失养，如中医"不荣则痛，或气滞血瘀""不通则痛"；或因气机不畅，血不能随气流通，或久居潮湿之地，经期遇冷受寒，是寒邪客于胞宫之"寒凝而痛"。根据"异病同治"原则，生化汤不单是治产后的良药，凡由瘀血所致的妇科疾患均可用生化汤加减化裁治之。

🪷 3. 散寒止痛方

【原料组成】蒲黄 16 克，黄芪 26 克，五灵脂（炒）、川芎、当归各 14 克，广木香、延胡索各 10 克，小茴香（炒）、炙甘草各 6 克，田七末 4 克（冲）。

【用量用法】水煎服，每日 1 剂，分 3 次温服。配合中药热敷小腹，即每付中药煎过后的药渣，加川椒 18 克，丁香 14 克，用 250 克粗盐炒热至 45℃，倒入 15cm×10cm 的布袋里，热敷小腹 1 小时，每天 1 次。

【主治功效】疏肝理气活血，散寒止痛。适用于痛经。

【方义简释】方中的黄芪补肾益气；广木香、延胡索止痛行气；小茴香温经止痛；川芎、田七末、当归活血调经；五灵脂、蒲黄活血化瘀；炙甘草补中缓急止痛。

【方中按语】中医学认为，经血的运行与肾的关系十分密切，肾为元气之根、冲任之本，肾气充盈，则冲任流通，气血和畅。青春期女性天癸刚至，任脉始通，肾精尚未达到最盛之时，胞宫冲任失于濡养，以致不荣则痛。加之少女多贪食冷饮，或经行时淋雨受凉等，使寒湿之气侵入冲任二脉，肾督虚损，冲任气血运行不畅，凝滞胞宫发为痛经。

🪷 4. 理气止痛逍遥散

【原料组成】白芍、柴胡各 16 克，茯苓、白术各 18 克，当归 14 克，甘草 6 克。

【用量用法】将药煎汤取汁 100mL，每日 2 次口服。经前 3 天服用，服到月经第 3 天。3 个月经周期为 1 个疗程。

【主治功效】理气止痛，养血敛阴。适用于血瘀气滞型痛经。

【方义简释】方中以柴胡解郁疏肝，使肝气条达，为君药。白芍味酸苦微寒，养血敛阴，柔肝缓急；当归和血养血且气香可以理气，为血中之气药。当归、白芍与柴胡合用，补肝体而助肝用，使血和则肝和，血充则肝柔，缓急止痛，共为臣药。肝病易传脾，故以白术、茯苓、甘草健脾益气，使气血生化有源，共为佐药。诸药合用共奏通而不痛、荣而不痛之功。

【方中按语】中医根据该病具有周期性的特点，治疗时特别注意用药时机，在未出现先兆症状之前投药效果最佳，疗程用足效果方能显著。如患者病情顽固难愈，需加服 5 个疗程。同时经期防护也是治疗中的重要环节，如经期避免剧烈运动，防止过劳，需忌口，注意防寒防潮，以巩固疗效，防止复发。

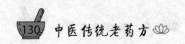

第二节　闭经

　　闭经是一种常见的妇科疾病，指从未来过月经或月经周期建立后又停止。按生殖轴病变和功能失调的部位，闭经分为下丘脑性闭经、垂体性闭经、卵巢性闭经、子宫性闭经以及下生殖道发育异常性闭经。

　　闭经还可分为生理性闭经和病理性闭经。生理性闭经属于正常现象，包括青春期前、妊娠期、哺乳期及绝经后四个时期。病理性闭经是指女性到了青春期或过了青春期，但还没到更年期前，排除怀孕，没有月经或月经停止的情况。

❀ 1.补气养血汤

　　【原料组成】白术11克，人参、茯苓、当归、小茴香、熟地黄各7克，甘草、柴胡、香附各4克，生姜3片。

　　【用量用法】水煎服。每日1剂，分3次温服。

　　【主治功效】行气调经，补气养血。适用于闭经，证属气血虚弱者。

【方义简释】方中的人参、茯苓、白术、甘草益气健脾，脾胃气旺，则饮食增强，水谷得化精微而生成气血；当归、熟地黄滋阴活血，血足则脏腑四肢百骸得养，月经依时而下，头不痛，目不眩，四肢有力；香附、柴胡、小茴香理气疏肝，止痛散寒，气顺则胃气不逆，于此，胁腹胀痛，恶心呕吐诸证消除。

【方中按语】闭经由脾胃气血虚弱、误食生冷形成，由于过食生冷，损伤脾胃，导致气血化生不足，血海空虚，冲任不充，气血不下而致闭经；脾失健运，胃气不降，则饮食少进，四肢困倦；血虚不荣，则肌肤颜色有异；血虚肝失所养，肝郁气滞，故胁腹胀痛，恶心呕吐。舌淡苔薄，脉细弱均为气血亏虚之象。治则补益气血，行气调经。

❀ 2.活血理气汤

【原料组成】山楂、当归尾、香附、乌药、青皮、木香各7克，红花6克。

【用量用法】水煎服，每日1剂，每日2次，早晚温服。

【主治功效】理气活血，祛瘀调经。适用于气滞血瘀所致的月经不畅，腹痛拒按，产后瘀血腹痛等。

【方义简释】方中的红花、当归尾活血通经祛瘀，为君药。山楂散瘀活血，香附、青皮、乌药、木香行气止痛，共为臣药。本方理气重于活血，有理气活血、调经祛瘀之效。

【方中按语】本方以腹痛拒按、腹胀、胸胁胀痛，得嗳气矢气则痛缓，心烦易怒，舌质紫暗为辨证要点。常用于治疗产后腹痛、痛经、闭经、经期昏厥、胃窦炎、肠胃功能紊乱等。

3. 疏肝解郁汤

【原料组成】白芍、茯苓、莲须各 28 克，炒麦芽 90 克，当归 18 克，石菖蒲 14 克。

【用量用法】水煎服，每日 1 剂，分 2 次，早晚分服，7 天为 1 个疗程。

【主治功效】回乳开窍，疏肝解郁。适用于溢乳型闭经。

【方义简释】方中重用炒麦芽，取疏肝回乳之功；白芍加强解郁疏肝之力；白芍与当归相伍，取柔肝补肝、调和冲任之效；茯苓健脾养血，培土疏木；莲须固肾涩精，调和冲任；石菖蒲开窍化痰，且本病病程迁延日久，取石菖蒲属从痰治疗。

【方中按语】疏肝解郁汤全方药物共奏和胃疏肝，调和冲任之功效，视症状配伍加减，泻实而不伤正，标本兼顾，刚柔相济，故疗效满意。

4. 益气养心汤

【原料组成】当归、黄芪、炙甘草、白术、人参各 28 克，白芍 90 克，熟地黄、五味子、茯苓各 18 克，远志 16 克。

【用量用法】水煎服，加生姜 3 片，大枣 2 枚。每日 1 剂，分 3 次温服。

【主治功效】养血补血，益气调经。适用于闭经，证属气血虚弱者。

【方义简释】方中的人参为气分药，补气之力最强，能大补元气；当归为血分药，具有和血养血之功，二药相伍，气血双补，为君。黄芪、白术、茯苓、炙甘草益气补中；熟地黄、白芍活血益阴，为臣。五味子安神养心；远志安神宁心，两者针对气血不足所致的心悸等心神不安症状。全方补气生血养心，以益生发之气，阳生阴长，精充血旺，则经行如常，诸证自除。

【方中按语】中医学认为，闭经由气血两虚而致。素体不足，或思虑、饮食损及脾胃，化源不足，气血两虚，以致血海空虚，冲任失养，不能按时满溢，故月经逐渐后延，量少色淡质薄，遂致月经停闭。头昏心悸，神疲肢倦等均为血虚不荣，气虚不布所致。治则大补气血。

5. 调气止痛汤

【原料组成】当归、红花、牛膝各7克，桃仁11克，川芎6克。

【用量用法】水煎服，每日1剂，分2次服，早晚各1次。

【主治功效】调气止痛，活血祛瘀。适用于闭经，证属气滞血瘀者。

【方义简释】方中的牛膝通经活血，止痛祛瘀，引血下行，为君药。桃仁、红花活血止痛，当归、川芎行气调经，四药共助牛膝行血通经，为臣药。本方不仅行血分瘀滞，又能解气分郁结，使血活气行，瘀行经通，则诸证可愈。

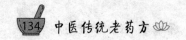

【方中按语】闭经由肝郁气滞，瘀滞冲任，气血运行不畅所致。气以宣通为顺。气机若郁，不能行血，血行若滞，则冲任不通，导致经闭不行；瘀血内停，积于血海，冲任受阻，则胁痛或少腹刺痛拒按；气郁血瘀，久而化火，故烦躁易怒，入暮潮热。舌黯有瘀点，脉沉涩，为瘀滞之象；脉沉弦主痛。治则活血化瘀，行气止痛。

第三节　不孕症

不孕症的医学定义为一年以上未采取任何避孕措施，性生活正常而没有成功妊娠。主要分为原发不孕及继发不孕。原发不孕为从未受孕；继发不孕为曾经怀孕以后不怀孕。引发不孕的发病原因分为男性不育和女性不孕。

女性不孕症的原因有两大类，一类为不能排卵的不孕症，另一类为不能怀孕的不育症。二者都可能是可逆的，也可能是不可逆的。据统计，女性不孕约占 60%，由输卵管及卵巢因素引起的不孕症占多数。

1. 填精补血汤

【原料组成】覆盆子、刘寄奴、泽兰、牛膝各14克,枸杞子18克,柴胡7克,白芍、女贞子、鸡血藤、益母草各16克。

【用量用法】水煎服,每日1剂,分2次温服。

【主治功效】调畅气机,发育卵泡,促使卵巢排卵。适用于不孕不育症。

【方义简释】方中的柴胡、白芍解郁疏肝、敛阴调经;鸡血藤、益母草和血调经;刘寄奴除新旧之瘀血;泽兰入厥阴经,能利水行血;牛膝为肝肾引经药,"以泻恶血",引药下行,使瘀结消散,气血得以畅行;女贞子、覆盆子滋肝补肾,疗肾水亏虚;枸杞子补肾滋肝、填精补血。全方能够发育卵泡,调畅气机,促使卵巢排卵。

【方中按语】全方在温振肾督、修复胞宫的同时,佐以化瘀生新之品,调畅冲任气血,两者相得益彰。

2. 养精种子汤

【原料组成】当归(酒洗)、白芍(酒炒)、山茱萸(蒸熟)各16克,熟地黄28克。

【用量用法】水煎服,每日1剂,每日2次服。

【主治功效】养血滋肾,调补冲任。适用于不孕症证属肾阴虚者。

【方义简释】方中的熟地黄借酒蒸熟,柔润甘温,气味浓厚,直达下焦,以滋心养肾,养肝活血,填精补髓见长,为君。山茱萸味酸性温,补益肝肾而涩精,为臣。君臣相伍,共建滋阴养肾之功。白芍味酸甘，敛阴补血；当归补血和血，为佐。本方专于滋补肝肾精血，走守结合而以守为主。

【方中按语】中医称素体肾阴不足，或房劳多产、久病失血，耗损真阴，天癸乏源，不能摄精成孕，故婚久不孕；不能充填髓海，髓海不足，故头晕耳鸣，腰膝酸软；肾阴亏虚，精血不足，冲任血海匮乏，故经量少或月经停闭；阴精不能荣养体肤，故形体消瘦，肌肤不润，阴中干涩；阴虚生内热，虚热上扰心神，则五心烦热，失眠多梦，心悸。

3. 党参送子汤

【原料组成】当归、党参、川芎、乳香、没药、延胡索、生蒲黄（另包）、五灵脂各16克，肉桂、干姜、炙甘草各14克，白芍28克。

【用量用法】水煎服，每日1剂，每日2次。

【主治功效】散寒温经，祛瘀止痛。适用于不孕不育症。

【方义简释】方中的肉桂、干姜散寒温经；当归、川芎、乳香、没药、延胡索、生蒲黄、五灵脂止痛祛瘀；党参补气活血；白芍、炙甘草止痛缓急。全方共奏散寒温经，止痛祛瘀之效。

【方中按语】不孕症多是子宫内膜异位症形成的。子宫内膜异位症是指子宫内膜组织（腺体和间质）迁移到子宫体以外部位。"寒主收引，寒性凝滞""不通则痛"是对疼痛认识的基本观点。

4. 不孕不育汤

【原料组成】香附、胆南星、茯苓、白术、红花、月季花各 11 克，苍术、陈皮、川芎、乌药各 7 克，益母草 16 克。

【用量用法】水煎服，每日 1 剂，每日 3 次，连服 3 个月。

【主治功效】除湿化痰，行气活血。适用于不孕不育症。

【方义简释】方中的苍术、白术、茯苓利湿健脾；香附、乌药、陈皮理气补中；胆南星化痰；川芎、红花、月季花、益母草调经活血。全方共奏化痰燥湿，行气活血之效。

【方中按语】临床上的多囊卵巢综合征是一种发病多因性、表现呈多态性的内分泌综合征，以雄激素过多和持续无排卵为临床主要特征，以月经失调、肥胖、不孕、多毛等为主要临床症状。

5. 活血送子汤

【原料组成】郁金、延胡索、红花、桃仁、生蒲黄、五灵脂、当归、赤芍各 11 克，牡丹皮、山栀、川芎、小茴香各 7 克，生地黄 16 克。

【用量用法】水煎服，每日 1 剂，每日 2 次分服。

【主治功效】疏肝清热，活血祛瘀。适用于不孕不育症。

【方义简释】方中的郁金、延胡索疏解肝郁；赤芍、山栀、牡丹皮、生地黄清肝泄热；当归、川芎、桃仁、红花、生蒲黄、五灵脂、小茴香活血祛瘀。全方共奏祛瘀活血，疏肝清热之效。

【方中按语】中医诊断为"催乳激素偏高"所致不孕。患者因婚后久不孕所致肝郁血瘀，气血瘀滞胞脉，导致冲任不能相资，两精不能相合而成不孕。如张景岳《妇人规·子嗣类》提出"情怀不畅，则冲任不充，冲任不充，则胎孕不受"的七情内伤导致不孕的机制。

6. 送子灵验汤

【原料组成】麦冬、生地黄、玄参、山药、玉竹、川楝子、当归、阿胶珠、桃仁、连翘、白芍各 16 克，山栀、知母各 11 克，甘草 6 克。

【用量用法】水煎服，每日 1 剂，每日 2 次分服。

【主治功效】疏肝活血，养阴清热。适用于不孕不育症。

【方义简释】方中的生地黄、玄参、麦冬、山药、玉竹、白芍生津养阴；川楝子、当归、桃仁清肝活血；连翘、山栀、知母清热祛瘀；阿胶珠配甘草止血；白芍配甘草酸甘养阴。全方共奏养阴清热，疏肝活血之效。本方是养阴疏肝的代表方剂，方中川楝子性苦而清热，疏而不劫肝阴，此方此药最宜此证。

【方中按语】不孕症的病因多为急性盆腔炎未能治疗彻底，形成慢性盆腔炎，或患者体质较差病程迁延所致，易致输卵管粘连、梗阻、狭窄而患不孕。

第四节　宫颈炎

宫颈炎是妇科常见疾病之一，多见于育龄妇女，包括子宫颈阴道部炎症及子宫颈管黏膜炎症。本病多为病原菌感染所致，也可由于宫颈细胞损伤或长期受到刺激所致。

临床上将宫颈炎分为急性宫颈炎和慢性宫颈炎两种，以慢性炎症为多。急性宫颈炎主要表现为宫颈红肿、颈管黏膜水肿，常伴急性阴道炎或急性子宫内膜炎。慢性宫颈炎有糜烂样改变、宫颈肥大、宫颈息肉、宫颈腺囊肿和宫颈外翻等多种表现。

1. 泻火存阴方

【原料组成】白花蛇舌草、土茯苓、蜀羊泉、墨旱莲各 28 克，知母、黄柏、鸡冠花各 11 克，生地黄、熟地黄、椿根皮、车前子（包）、贯众炭、乌贼骨、女贞子、杜仲各 16 克。

【用量用法】水煎服，每剂煎 2 次，过滤去药渣，得药液约

400mL，分早晚2次服，7天为1个疗程。

【主治功效】益肝肾，清湿热，束带脉。适用于子宫内膜炎、细菌性阴道炎、经期延长或经间期出血等。

【方义简释】方中的知母配黄柏清利下焦，泻火存阴；白花蛇舌草、土茯苓、蜀羊泉解毒除湿；车前子清热利湿；鸡冠花配椿根皮，乌贼骨配贯众炭，治利愈带；加生地黄、熟地黄、女贞子、墨旱莲、杜仲滋补肝肾。

【方中按语】《诸病源候论》认为，"漏下黑者，是肾脏之虚损，故漏下而挟黑也"。治疗方法，重在辨证，虚、实分清，则治有所循，虚则补之，实则泻之。本方补益肝肾，清湿利热，寓利于清，寄消于补，下逐湿热治带。

🪷 2.泻下热结汤

【原料组成】败酱草、冬瓜仁、薏苡仁、山药、金樱子、忍冬藤各28克，绵茵陈26克，茯苓18克，麦冬、黑栀子各16克。

【用量用法】每剂煎2次，过滤去药渣，得药液约400mL，每日1剂，分早晚2次服，2周为1个疗程。

【主治功效】利湿清热止带，佐以健脾。适用于盆腔炎、输卵管阻塞性不孕症。

【方义简释】方中以绵茵陈、败酱草、忍冬藤、黑栀子、麦冬、金樱子清热利湿；冬瓜仁、薏苡仁、茯苓、山药除湿止带。

【方中按语】宫颈炎属湿热为患，热可伤津，湿碍气机，若处理不当，可损伤气阴，故清热毋过苦寒，以免损伤正气；利湿勿太峻猛，以防耗竭阴津。

3. 健脾补肾汤加减

【原料组成】白术、茯苓、续断、杜仲、紫石英（先煎）、蛇床子、骨碎补、钩藤（后下）各 14 克，党参 16 克，薏苡仁 18 克。

【用量用法】水煎 2 次，过滤去药渣，得药液约 400mL，每日 1 剂，分早晚 2 次服，12 天为 1 个疗程。

【主治功效】温肾健脾，燥湿止带。适用于阴道炎。

【方义简释】方中的党参、茯苓、白术、薏苡仁、续断、杜仲补肾健脾；紫石英、蛇床子温肾除湿，利湿止痒；骨碎补温阳固涩；钩藤清降心火。

【方中按语】中医学认为，带下病以湿为核心，初期发病以祛湿为主，若反复发作，则需从本质方面考虑，需要调理脾、肝、肾等脏腑功能，注意气血阴阳周期性变化节律。

4. 健脾补肾化湿方

【原料组成】白术、海螵蛸、菟丝子、山药各 7 克，党参、薏苡仁、杜仲、续断各 11 克，茯苓 14 克，乌鸡白凤丸 2 粒。

【用量用法】水煎服，每剂煎 2 次，过滤去药渣，得药液约 400mL，每日 1 剂，分早晚 2 次服，7 天为 1 个疗程。

【主治功效】补肾健脾化湿。适用于宫颈炎。

【方义简释】方中的党参、白术、茯苓、山药补助脾元，益气活血，升化水湿；薏苡仁健脾而不滋腻，清补利湿，与茯苓、白术配伍尤佳；海螵蛸固涩收敛；菟丝子固泄补肾，益脾止带；续断、杜仲补肾壮腰，统摄精窍而固托带脉；乌鸡白凤丸补气养血，调经止带。

【方中按语】中医对脾、肾两虚之带下，以扶正收涩为法而获效。此外，在用汤剂的同时还配以乌鸡白凤丸补气养血，调经止带，增强疗效，使带下之患速疗，余症亦已不见。

ᳵ 5. 清热利湿解毒汤

【原料组成】厚朴、黄柏各 14 克，绵茵陈、茯苓、佩兰、布渣叶、金银花、白花蛇舌草各 16 克。

【用量用法】每剂煎 2 次，过滤去药渣，得药液约 400mL，每日 1 剂，分早晚 2 次服，7 天为 1 个疗程。

【主治功效】解毒清热，利湿止带。用于盆腔炎、宫颈炎以及阴道炎。

【方义简释】方中的绵茵陈、布渣叶、黄柏清热泻火；茯苓利湿止带；佩兰、厚朴化湿除满；金银花、白花蛇舌草利湿清热解毒。

【方中按语】《女科证治约旨》谓："因思虑伤脾，脾土不旺湿热停蓄，郁而化黄，其气臭秽致成黄带。"故女性湿热为带，咎在土虚木郁。此系湿毒蕴热，注于下焦，郁滞气机。

6. 益气养阴固本汤

【原料组成】山药、党参、土茯苓各 16 克，生地黄 18 克，茜草、白芍、龙骨、牡蛎、乌贼骨、白头翁、败酱草各 11 克。

【用量用法】水煎服，每日 1 剂，每日 3 次温服。

【主治功效】凉血清热祛瘀，解毒除湿止带，养阴益气固本。适用于宫颈炎。

【方义简释】方中重用生地黄配茜草凉血清热，化瘀止血；白头翁、败酱草、土茯苓泄热凉血，解毒除湿；龙骨、牡蛎、乌贼骨等固涩止带；山药、党参、白芍滋阴而固元气。全方共奏凉血清热祛瘀，解毒化湿止带，益气养阴固本之效。

【方中按语】宫内节育器的副反应是指置器后出现经期延长、月经量多、白带有血、腰腹坠胀等一系列症状。节育器用为有形之物搁置宫腔，必碍气机，胞宫内气血瘀滞不畅，热迫冲任，瘀久化热，致带下有血；日久耗伤气阴，失眠健忘；湿毒之邪乘虚而入，使带多而臭；瘀热湿毒内阻，导致腰腹坠胀痛。

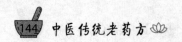

第五节　月经不调

月经不调是妇科常见病，指女性的月经周期不准时（忽慢忽快），月经量不正常（过多过少），月经血色有问题（或明或暗）。现也指经期前或者经期腹痛或身体其他部位的不适等。

月经不调的病因包括身体某个器官的疾病所引起，也可能是某神经器官功能紊乱所引起。许多全身性疾病如血液病、高血压、肝病、内分泌病、流产、宫外孕、葡萄胎、生殖道感染、肿瘤（如卵巢肿瘤、子宫肌瘤）等均可引起月经失调。

1. 顺气调经丸

【原料组成】香附500克，白芍、当归、川芎、熟地黄各120克，陈皮、白术、泽兰各90克，甘草、黄柏各28克。

【用量用法】将药研细末，过筛。酒糊为丸，每服6克，日服2～3次。也可改作汤剂，水煎服，用量按原方比例酌情增减。

【**主治功效**】顺气调经，养血行瘀。适用于妇女气血阻滞，月经不调，经期腹痛等。

【**方义简释**】方中的当归、白芍、川芎、熟地黄活血养血，香附疏肝理气，共为君药。泽兰活血除瘀，为臣药。陈皮、白术、甘草健脾除湿，以滋化源；黄柏清热化湿，共为佐药。甘草兼为使药。诸药合用，有养血行瘀、顺气调经之功效。

【**方中按语**】此方以女子临床月经不调、乳房作胀结块、腹胀腹痛或胸胁胀痛、舌暗脉弦为辨证要点。现代常用于治疗痛经、月经不调、经前期紧张综合征、胁痛、带下病、乳腺增生症等。

✿ 2. 止血固经丸

【**原料组成**】白芍、黄芩、龟板各 28 克，椿根皮 21 克，黄柏 7 克，香附 7.6 克。

【**用量用法**】将药研细末，酒糊为丸，每日 1～3 次，每次 6 克，温开水送服。亦可按原方比例酌定，水煎服。

【**主治功效**】清热滋阴，止血固经。适用于经行不止，或崩中漏下。

【**方义简释**】方中重用龟板，咸甘性平，滋阴降火而益肾；白芍味苦酸微寒，敛阴益血以柔肝，为君药。黄柏性苦寒，泻火以坚阴；黄芩性苦寒，清热以泻火，共为臣药。椿根皮苦涩而凉，固经止血；为防诸药寒凉太过而止血留瘀，故以少量香附辛苦微温，活血调气，使气顺则血顺，共为佐药。诸药配伍，使阴血得养，气血调畅，火热可清，则经多、崩漏自止。

【方中按语】现代常用于治疗功能性子宫出血、绝经期综合征、子宫肌瘤、产后恶露不尽等。阴虚明显者，加熟地黄、生地黄；经量多者，加仙鹤草、三七粉、益母草、地榆炭等。气血虚弱之月经病，非本方所宜。

3. 补血调血汤

【原料组成】川芎6克，当归、白芍各7克，熟地黄11克。

【用量用法】水煎服，每日1剂，每日3次，温开水服。

【主治功效】调血补血。适用于营血虚滞证。

【方义简释】方中的熟地黄味厚质润，入肝肾经，长于补血滋阴，填精补髓，乃滋阴补血之要药，用为君药。当归长于补血，兼能活血，又善调经，中医称其"补中有动，行中有补，诚血中之气药，亦血中之圣药也"，本方用为臣药，一则助熟地黄补血之力，二则行经隧脉道之滞。

【方中按语】调血汤具有血虚能补、血燥能润、血滞能行的调血作用，为治疗女科百病的基本方，故被誉为调血要剂，是补血的常用方，也是调经的基本方。临床多用于血虚而又血行不畅之证，对妇女月经不调、痛经、闭经、胎前产后诸疾尤为常用。

4. 泄热逐瘀方

【原料组成】大黄、桃仁各11克，桂枝、炙甘草、芒硝各6克。

【**用量用法**】水煎服，每日 1 剂，分 3 次温服。

【**主治功效**】泄热逐瘀。适用于下焦蓄血，小便自利，少腹急结，谵语烦渴，至夜发热，甚则其人如狂；痛经，血瘀经闭，跌仆伤痛，脉沉实或涩。

【**方义简释**】泄热逐瘀汤由调胃承气汤加桂枝、桃仁构成。方中大黄除瘀泄热，桃仁活血祛瘀，二者合用，直达病所，瘀热并治，共为君药。芒硝咸寒软坚，助大黄攻逐瘀热，桂枝通血行脉，助桃仁破血祛瘀，又防寒药遏邪凝瘀之弊，同为臣药。炙甘草益气补中，缓诸药峻烈之性，以防逐瘀伤正，为佐药。五药配伍，有通便泄热，破血下瘀之功。

【**方中按语**】本方以脉沉细弦或涩、少腹急结为辨证要点。现代常用于治疗月经不调、痛经、闭经、宫外孕、产后恶露不下、急性盆腔炎、肠炎、肠梗阻、痢疾、肝炎、糖尿病、咽炎、泌尿系结石、肾盂肾炎、高血压、动脉硬化症、血小板减少性紫癜、精神分裂症、跌打损伤、头痛牙痛、血热吐衄等。

第六节　妊娠呕吐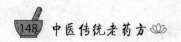

妊娠呕吐是女性在怀孕早期出现早孕反应的常见症状之一，70%～85% 的女性怀孕早期均会出现。它与妊娠时血中绒毛膜促性腺激素水平增高有关，多发生于妊娠期第 5～6 周，少数可在第 2 周发病，持续至第 3～4 个月后自行消失。

妊娠呕吐的病因多认为与营养不良、激素水平、肝功能异常、心理状况等因素存在紧密联系。约有半数以上妇女在怀孕早期会出现早孕反应，包括头晕、疲乏、嗜睡、食欲不振、偏食、厌恶油腻、恶心、呕吐等症状。

1. 调和阴阳汤

【原料组成】白芍 11 克，桂枝 14 克，甘草 6 克，生姜 3 片，红枣 12 枚。

【用量用法】水煎服，每日 1 剂，水煎 2 次药液混合，频频少量饮服。呕吐严重者，适当配合西药纠酸补液。

【主治功效】平冲降逆，调和阴阳。适用于妊娠剧吐。

【方义简释】方中的桂枝有补中和胃之功，伍以酸苦之白芍，可敛桂枝之辛温；桂枝配甘草，辛甘化阳；白芍伍甘草，酸甘化阴；生姜为"呕家圣药"，止呕化痰；红枣健脾益气。共奏调阴阳，和气血，平冲降逆之功。阴阳调，气血和则冲气自平，呕吐自止。

【方中按语】妊娠呕吐主要因脾胃俱虚，气血失和，或素有痰湿停饮，阴阳失调，气血失和所致。治疗时，必须针对"阴阳失调，冲气上逆"的病机，以调和阴阳，平冲降逆为法。

❧ 2. 化饮止呕方

【原料组成】苏叶、黄连、砂仁各4克，竹茹、陈皮、黄芩各6克，白术、香附子各14克。

【用量用法】水煎2次，每日1剂，早晚各服1次。

【主治功效】清热降逆，平肝和胃，化饮止呕。适用于妊娠呕吐。

【方义简释】根据中医学理论，用苏叶、陈皮、香附子以宽胸理气，解郁降逆，治疗妊娠呕吐效果显著。黄连配竹茹清胃热，止呕除烦；白术配黄芩，清热安胎；砂仁气味芳香而性走窜，能和五脏冲和元气，适用于气不行食不消，且有安胎作用；陈皮理气止呕健胃。

【方中按语】上方，有抑青丸、左金丸（《丹溪心法》）、缩砂散（《证治准绳》）、橘皮汤（《韩氏医通》）、黄连温胆汤及黄鹤丹（《沈氏女科辑要》）等抑肝和胃诸方之意，黄连配吴茱萸，取其一凉

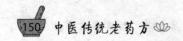

一热，阴阳相济，最得制方之妙，肝胃不和呕吐用之甚效。

3. 理气止呕方

【原料组成】竹茹、陈皮、砂仁、厚朴、麦冬各7克，杜仲11克，黄芩、枳壳、川芎、当归各6克，白术（炒）16克，柴胡、生姜、川贝母各4克。

【用量用法】水煎2次，每日1剂，早晚分服。

【主治功效】清解少阳，理气止呕，健脾豁痰，佐以和血安胎。适用于妊娠呕吐。

【方义简释】本方用健脾祛痰、止呕理气、清解少阳，佐以和血安胎之法，仿《医宗金鉴》加味四七汤、加味温胆汤、保生汤、小柴胡汤等方义综合加减。用陈皮、枳壳、竹茹、麦冬、川贝母、生姜等祛痰和胃、降逆止呕，砂仁、厚朴、白术、杜仲等健脾理气安胎，柴胡、黄芩清解少阳，当归、川芎和血养血而收效。

【方中按语】女性怀孕早期有恶心、呕吐、头晕、烦闷、恶闻食气或食后即吐等现象，称为妊娠呕吐，中医称恶阻。恶阻的发生，主要是因为脾胃虚弱，痰湿阻滞，或因肝胆郁热，导致胃失和降，冲脉之气上逆所致，轻者不服药也可越期自愈，重者多需用调气和中、降逆止呕，或配合清热豁痰等法调理方能好转。

4. 顺气清胃方

【原料组成】半夏、白术、黄芩、陈皮各4.6克，竹茹、白芍、紫苏梗、旋覆花各 6 克，茯苓 7 克。

【用量用法】水煎，每日 1 剂，早晚分服。

【主治功效】降逆止呕，顺气和胃。适用于孕妇心中愤闷，眩晕神疲，食入即吐，口干口苦。脉弦滑，苔白腻等。

【方义简释】方中的半夏、茯苓、陈皮健脾和胃，化痰利湿；白芍理血平肝，以敛厥阴上逆之气；旋覆花斡旋乾运，降逆止呕，"高者抑之"也；紫苏梗、竹茹宽胸醒脾，止呕降逆；白术、黄芩清热健脾，为安胎圣药。全方开泄降气，养胃健运，化痰定呕，清热安胎。

【方中按语】妊娠呕吐患者需要服药，并且医者要对患者做耐心细致的思想工作，解除其思想顾虑，有助于本病康复。

第七节　急性乳腺炎

急性乳腺炎是乳房的急性化脓性感染，大多系金黄色葡萄球菌感染所致，链球菌感染较少见。急性乳腺炎是临床常见病，几乎所有的患者都是产后哺乳期的产妇，尤其初产妇更为多见，发病多在产后3～4周。

急性乳腺炎分为急性单纯性乳腺炎、急性化脓性乳腺炎、乳房脓肿三类。急性单纯性乳腺炎表现为乳房的胀痛、皮温高、压痛；急性化脓性乳腺炎表现为乳房疼痛、乳房肿块和发热等全身症状；乳房脓肿表现为局部肿痛、皮肤红肿、乳房有明显肿痛感，还可引起发热、寒战等全身感染症状，严重者可引起感染性休克。

1. 调气活血汤

【原料组成】皂角刺14克，蒲公英、紫花地丁、忍冬藤各28克，生大黄、桂枝各6克，赤芍、黄芩各7克，鹿角片（先煎）11克。

【用量用法】水煎，1剂煎2次，过滤去药渣，得药液约400mL，分早晚2次服，3天为1个疗程。

【主治功效】解毒清热，温阳通络。适用于乳痈各期，临症时加减用药。

【方义简释】方中蒲公英、忍冬藤、黄芩、紫花地丁、生大黄清热解毒；皂角刺、赤芍活血调气、通畅乳络；桂枝、鹿角片通阳补气、温通乳络。

【方中按语】上方清、通、温三法合用，相得益彰，治疗乳痈，疗效显著。

🪷 2.补脾益气汤

【原料组成】白术、生地黄、当归、墨旱莲各11克，黄芪、党参、白芍各16克，茯苓、淫羊藿各14克，甘草4克，大枣3枚。

【用量用法】每日1剂，水煎400mL，每次200mL，早晚分服，4天为1个疗程。

【主治功效】养血益气，扶正固本。适用于乳痈溃后期。

【方义简释】本方用黄芪、党参、白术、茯苓、甘草益气补脾；当归、白芍、生地黄滋心养肝；加墨旱莲、淫羊藿补肾填精；加大枣助党参、白术入气分，以调和脾胃。

【方中按语】若乳腺炎发展到后期，脓液排出会逐渐减少，新鲜肉芽逐渐生长，故内服药物以扶正固本为主，增强机体的正气，助养新生肉芽生长，使疮面早日痊愈。临床应用时，应加强伤口创面换药处理，以使新鲜肉芽逐渐对合生长。

3. 解毒散结散

【原料组成】紫丹参14克，蒲公英18克，青皮、川芎各10克，炙麻黄、生甘草各6克。

【用量用法】将药开水浸泡1小时，煮沸约15分钟，温服，每日1剂，早晚分服。

【主治功效】解毒散结，宣通利水。适用于乳痈，症见内有结块，乳房红肿、疼痛而胀，舌红苔黄。

【方义简释】方中的炙麻黄，散寒通滞，既治恶寒无汗，发热头痛，脉浮而紧，又治寒湿痹阻之阴疽、痰核等；蒲公英清热解毒，散结消痈，利湿通淋，为治疗乳痈之要药，用于急性乳腺炎之乳房红肿热痛者；紫丹参，性味苦微寒，凉血消痈，活血调经，养心安神。

【方中按语】①炙麻黄，其性发散力强，凡表虚自汗，阴虚盗汗及虚喘者均当慎用。②蒲公英，用量过大可致缓泻。③紫丹参，不能与藜芦同用。活血化瘀宜酒炙用。④青皮，醋炙疏肝止痛力强。⑤凡阴虚火旺，多汗及月经过多者应慎用川芎。⑥生甘草，不能与大戟、甘遂、芫花、海藻同用，水肿者不宜使用。

4. 疏肝理气汤

【原料组成】蒲公英、麦芽各28克，柴胡、青皮、橘叶各4.6克，当归、赤芍、金银花、连翘各7克，路路通6克。

【用量用法】每日 1 剂，每剂煎 2 次，过滤去药渣，得药液约 400mL，分早晚 2 次服，3 天为 1 个疗程。

【主治功效】理气疏肝，和营通乳。适用于乳痈初起，症见质硬而坚，乳房肿块，压痛明显，无波动感，皮色如常，乳头无渗液，恶寒发热，舌苔薄腻，脉微数。

【方义简释】方中的柴胡、青皮、橘叶疏肝泄气；金银花、连翘清阳明胃火；麦芽健胃醒脾；蒲公英、路路通疏通乳络；当归、赤芍补气凉血。

【方中按语】若产妇气血运行有序，脾胃正常运化，则乳汁通畅，反之则乳汁积滞，胃热壅滞，以致局部气血凝结发为乳痈。故治疗上着重疏泄肝气，除胃热，通乳络。

❀ 5. 消痈散结汤

【原料组成】蒲公英 18 克，金银花、连翘、漏芦、皂角刺、路路通、牡丹皮、赤芍各 16 克。

【用量用法】每天 1 剂，每剂煎 2 次，过滤去药渣，得药液约 400mL，分早晚 2 次服，3 天为 1 个疗程。

【主治功效】消痈散结，清热解毒。适用于乳痈初期。

【方义简释】方中的金银花、连翘、蒲公英解毒清热、散结消痈；漏芦消痈下乳；皂角刺排脓托毒；牡丹皮、赤芍、路路通凉血清热，活血祛瘀。

【方中按语】急性乳腺炎若采用中西医结合治疗，中药予以解毒清

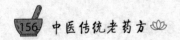

热、排脓消肿，西药加强抗菌消炎之力，不开刀，无痛苦，可继续正常哺乳，不留瘢痕，不失为较理想的治疗方法。

第八节　产后恶露不尽

产后恶露不尽，是中医病名。恶露一般会持续 4 ~ 6 周，总量为 500mL，若超出上述时间仍淋漓不尽，就被称为产后恶露不尽。出现这种情况的原因很多，产后子宫修复不良、子宫内膜炎、胎盘或胎膜残留、盆腔感染、子宫过度后倾，这些都会引起产后恶露不尽。

产后恶露不尽容易继发感染，可能会出现恶露异常、发热、腹痛等症状。如果感染较重或持续存在，可导致输卵管炎症，引起输卵管狭窄、粘连等异常情况。感染后易出现其他全身症状，比如乏力、消瘦、食欲不佳等，也可伴随头晕、头痛等不适症状。

1. 当归生化汤

【原料组成】川芎、桃仁、五灵脂、蒲黄各 14 克，当归 26 克，干姜、甘草各 6 克，败酱草、益母草各 28 克。

【用量用法】水煎服，每日 1 剂，每剂煎 2 次，滤去药渣，得药液约 400mL，分早晚 2 次服，12 天为 1 个疗程。

【主治功效】活血祛瘀，祛瘀生新以止血。适用于产后恶露过期不止，小腹疼痛拒按，月经淋漓量少，色暗有块，块下痛减，舌紫暗、有瘀点，脉弦涩。

【方义简释】方中的当归、川芎活血养血；干姜、蒲黄、五灵脂止血逐瘀为主；桃仁、败酱草解毒清热、活血祛瘀；益母草活血养阴、祛瘀缩宫；甘草补气，调和诸药。

【方中按语】本方以生化汤合失笑散加减，全方可改善微循环、提高子宫收缩力，并有较好的抗炎作用，使瘀血得去、新血得生、气血调和，再根据各分型不同特点，临床加减灵活使用，达到立竿见影之效。

2. 调经止痛膏

【原料组成】益母草若干。

【用量用法】取上药熬制成膏，每次 10 ~ 20 克，每日服 2 次，温开水调服。

【主治功效】调经活血祛瘀。适用于恶露不尽、胎产诸疾。

【方义简释】益母草味辛、苦，性凉，具有调经止痛、祛瘀活血生新之效；且又有清热解毒、利尿消肿之用；熬制成膏，有止痛散瘀之功效。

【方中按语】现代药理研究证实，益母草水溶液能抑制细菌生长、兴奋动物子宫；能扩张外周血管，增加外周、冠状动脉和心肌血流量，改善微循环，降低血管阻力，减慢心率，防止心肌梗死的发生；有延长凝血酶原时间，减少血浆纤维蛋白原，抗衡血小板活性增生，抗体外血栓形成等作用。

3. 调经暖宫丸

【原料组成】当归、藁本、白芍、人参、白薇、川芎、牡丹皮、桂心、白芷、白术、茯苓、延胡索、甘草、赤石脂、没药各28克，香附450克。

【用量用法】前13味酒浸泡5日，烘干，与余药研末，炼蜜为丸，每服5克，日服2次。亦可用饮片作汤剂，水煎服，用量按原方比例酌减。

【主治功效】理气止痛，养血祛瘀，调经暖宫。适用于子宫虚寒不孕，带浊白崩；月水不通；产后恶露不绝，气满烦闷，脐腹作痛；痢疾；消渴；卒中口噤；产后伤寒虚烦；半身不遂，下虚无力等。

【方义简释】方中的白芍、川芎、当归、牡丹皮、没药养血活血，化瘀；藁本、桂心、白芷散寒暖宫；香附、延胡索止痛行气；茯苓、甘草、人参、白术益气养血；赤石脂收敛止血固涩；白薇清虚热。全方合用，共奏养血祛瘀，调经止痛之效果。

【方中按语】现代常用于治疗痛经、月经不调、慢性盆腔炎、不孕症等。需要注意的是，由血热或湿热内蕴所致的各种月经病，非本方所宜。

4. 扶正止露汤

【原料组成】生黄芪、党参、蒲黄各 11 克，当归、熟地黄、白芍、益母草各 14 克。

【用量用法】水煎服，每日 1 剂，分 3 次温服。

【主治功效】调摄扶正。适用于产后恶露不尽。

【方义简释】方中以生化汤为基础，加入补气、清热之品，党参、生黄芪扶正为主，行血益气，增加子宫收缩力；白芍、当归、熟地黄止血养血，增强补摄之力；蒲黄、益母草行血活血，祛瘀生新；益母草配伍，止血不留瘀。

【方中按语】中医学认为，产后恶露不尽多因虚损、瘀阻等因素损伤冲任而致。《胎产心法》指出："产时伤其经血，虚损不足，不能收摄或恶血不去，则好血难安，相并而下，日久不止。"恶露不尽的病机以气虚夹瘀为主，治以补虚祛瘀止血为要。

5. 固冲止血汤

【原料组成】山药、太子参、仙鹤草、益母草各 16 克，炮姜 6 克，川芎 14 克，地榆、阿胶珠、贯众炭、荆芥炭、桃仁各 11 克。

【用量用法】水煎服，每日 1 剂，分 3 次温服。

【主治功效】活血止血，益气固冲。适用于产后恶露不尽。

【方义简释】方中的太子参、山药益气固冲止血；炮姜、桃仁、川芎化瘀散寒；益母草活血止血，增强宫缩；地榆、仙鹤草、阿胶珠、贯众炭、荆芥炭止血收敛。全方共奏益气固冲，活血止血之效。

【方中按语】临床症状表现主要以气虚不制血为主，正如《胎产心法》所曰："产后恶露不止……由于产时损其气血，虚损不足不能收摄，或恶血不尽，则好血难安，相并而下，日久不止。"故用固冲止血汤加味治疗。

6.益母草煎加减

【原料组成】黄柏、黄芩各14克、生地黄、熟地黄、赤芍、山药、蒲黄、五灵脂各11克，益母草16克。

【用量用法】水煎服，每天1剂，每剂煎2次，过滤去药渣，得药液约400mL，分早晚2次服。

【主治功效】活血止血，滋阴清热。适用于产后或流产后阴道出血量多，或淋漓不净，时间超过3周，血色鲜红或暗红，质黏稠，口干喜饮，大便干结，小便短黄，舌质红、苔薄黄，心胸烦躁，脉细或细数。

【方义简释】方中的生地黄、熟地黄共用大补阴血；黄芩、黄柏清热止血；赤芍、山药柔肝健脾。方中加入五灵脂、蒲黄、益母草，意在祛瘀生新、活血止血。

【方中按语】中医药理研究证实，蒲黄、五灵脂、益母草三味药能够提高子宫紧张度与收缩力，收缩频率加快，促使宫腔残留物排出。蒲黄还可缩短凝血时间。全方配合养血滋阴而不恋邪，解毒清热而不伤阴，活血止血，祛瘀生新。

第九节 围绝经期综合征

围绝经期综合征，常被称为更年期综合征，是女性进入绝经前后所引发的一系列体征和心理症状，例如心慌、潮热、焦虑、口干等，根源在于性激素的波动和减少。

围绝经期综合征的症状主要分为月经病变、血管舒张症状、精神和神经症状等。月经病变相关症状表现为月经周期不规律、经期持续时间长和经量的改变；血管舒张相关症状主要包括两颊及颈部短暂潮红搭配出汗；精神和神经方面，表现为情绪波动、焦虑、抑郁，且难以自我控制。此病可能会伴有泌尿生殖系统的萎缩性改变、骨量下降等症状。

1. 贴脐方

【原料组成】五倍子、五味子、何首乌、酸枣仁各 10 克，共研细末，装瓶中密封备用。

【用量用法】脐部用 75% 酒精消毒后，根据脐部凹陷深浅、大小不同，取药粉 6 ~ 14 克用 75% 酒精调成糊状，贴于脐上，药糊可稍大于脐，敷药直径为 2 ~ 3cm，药上覆盖塑料薄膜，然后用胶布固定，胶布过敏者用纱布外敷后用布带系于腰部固定。24 小时换药一次，10 次为 1 个疗程。

【主治功效】调冲任、滋肾阴、益精血。适用于围绝经期综合征。

【方义简释】方中所选药物五味子滋肾敛肺、生津敛汗；五倍子敛肺固精、敛汗；何首乌补精益血；酸枣仁养心补阴、敛汗。合用有良好的止汗作用。将上药敷脐，既有药物对穴位的刺激作用，又有药物本身的治疗作用，可收药效穴效双重之功。

【方中按语】中医学认为，妇女进入绝经期前后会潮热汗出，是围绝经期综合征的临床症状，由于卵巢功能衰退，导致内分泌失调、植物神经功能紊乱而出现，该证属中医学"绝经前后诸证"范畴。

2. 养血安神汤

【原料组成】钩藤 16 克，莲子心 6 克，山药、山萸肉、茯苓、紫贝齿（先煎）、牡丹皮、熟地黄各 14 克，浮小麦 28 克（包煎）。

【用量用法】水煎服，每日 1 剂，每日 2 次，分早晚服用，30 天为 1 个疗程。

【主治功效】滋阴补肾。适用于围绝经期综合征。

【方义简释】方中的熟地黄、山药、山萸肉、茯苓补肾滋阴、强体补精；钩藤、牡丹皮、莲子心、紫贝齿、浮小麦清降心肝气火，心肝气火降则神魂自宁。全方滋阴补肾、心肾合治，对改善和控制围绝经期综合征有良好的作用。

【方中按语】中医学认为"肾为先天之本"，若肾阴不足，阴不维阳，虚阳上越，故烘热汗出；水亏不能上制心火，心神不宁，故失眠多梦。所以治疗的关键重在补肾宁心，达到治病求本的目的。

❀ 3. 补肾扶阳汤

【原料组成】当归、枸杞子、杜仲、茯苓、牡丹皮各 11 克，熟地黄、淫羊藿、黄芪、怀牛藤各 16 克，炒白术 7 克，知母、炙甘草各 14 克。

【用量用法】水煎服，每日 1 剂，每日 2 次，分早晚服用，14 天为 1 个疗程。

【主治功效】适用于围绝经期综合征，证属肾阴阳俱虚者，其症见眩晕耳鸣，心悸失眠，烘热汗出，月经紊乱，烦躁易怒，面目和下肢浮肿，腰膝酸软，小便频数，大便溏，脉细数或见舌淡苔薄，脉沉细无力等。

【方义简释】本方用熟地黄、淫羊藿、黄芪、枸杞子、杜仲、怀牛藤益肝补肾、补气血，以滋先天；当归养血温润；牡丹皮化瘀活血，调和冲任；知母泻相火以养阴；茯苓、炒白术、炙甘草健脾补中。

【方中按语】围绝经期综合征女性常因肾气渐衰，冲任二脉俱虚，天癸渐竭，加之素体差异及生活环境的影响，难以适应更年期的生理过渡，导致体内阴阳失衡，脏腑气血不相协调，因而出现与绝经有关的证候，如头晕耳鸣、眼花健忘、心悸失眠、烦躁易怒、月经紊乱等。在治疗过程中，患者应做到起居有节，运动适度，心情舒畅，保持生理和心理健康。

4. 调节阴阳汤

【原料组成】枸杞子、山药各 18 克，熟地黄 26 克，制首乌 16 克，白蒺藜 11 克，山茱萸、茯苓、黄芪、当归、鹿角胶各 14 克。

【用量用法】水煎服，每日 1 剂，每日 2 次，分早晚服用，15 天为 1 个疗程。

【主治功效】滋阴补肾。适用于围绝经期综合征。

【方义简释】方中的熟地黄、枸杞子、制首乌、当归、山茱萸、鹿角胶滋阴补肾、增精强体；白蒺藜潜阳平肝；茯苓、黄芪、山药健脾益气。诸药合用滋阴补肾、益气健脾、调节阴阳，从而达到治疗此病的目的。

【方中按语】中医治疗上关键要抓住肾气虚弱、冲任功能衰竭以致脏腑阴阳失调的本质，益肾调冲，但必须顾及精血、肾气生成之源，即后天之本的脾胃，采用滋阴补肾，健脾益气以调冲的方法，恢复机体的阴阳平衡，使之能够适应机体的生理变化。

5. 清心除烦饮

【原料组成】檀香、附子、龟板、黄柏、砂仁、合欢花、神曲、甘草、赤芍、白芍、桂枝各 16 克，龙骨、牡蛎各 28 克，丹参 26 克，生姜 10 片，大枣 10 枚。

【用量用法】水煎服，每日 1 剂，每日 2 次，分早晚服用，饭后服。

【主治功效】清心除烦，养阴安神。适用于围绝经期综合征。

【方义简释】方中的附子大辛大热能补肾中真阳；砂仁能除中宫一切阴邪，又能纳气归肾；龟板得水之精气而生，有助阳通阴之力；黄柏味苦入心，禀天冬寒水之气而入肾、入脾，故能调和水火之枢；甘草益气补中，有培土伏火互根之秘，此五药共奏温肾潜阳之功，为主药。全方共奏温肾潜阳、固表定悸、宽胸解郁之功。

【方中按语】现代医学认为，围绝经期综合征是植物神经功能紊乱所致，历来中医学大都认为属于阴虚火旺或气血两亏所致，治疗不外滋阴清热、补气养血或加退虚热之品，临床以清热滋阴药物治疗为多。

6. 肝肾阴虚汤

【原料组成】牡蛎、龙骨各 28 克，百合 50 克（后下），龟板 16 克，阿胶 14 克（烊化）。

【用量用法】水煎服，每日 1 剂，每日 2 次，分早晚服用。

【主治功效】滋养肾阴。适用于围绝经期综合征。

【方义简释】方中的百合有安神清心作用，龙骨、牡蛎平肝潜阳、安神镇静、散结软坚，对阴虚阳亢所致烦躁不安、心悸失眠、头晕耳鸣有较好的效果；龟板潜阳滋阴、健骨益智、养血补心；阿胶止血补血、滋阴。全方共奏滋养肾阴，佐以潜阳之功效。

【方中按语】从西医理论讲，围绝经期综合征是生殖器官逐渐萎缩，生殖机能逐渐衰退的一个过程。在这个时期，会出现心情烦躁、易怒、耳鸣、心悸、情志失常、阵发性面色潮红等证候。在治疗手段上采用口服更年康、谷维素、安定等，效果不佳且不良反应较多，而运用中医治疗常会取得较好的疗效。

第五章　皮肤病老药方

　　皮肤病是指发生在皮肤、黏膜和其附属器官的疾病，由多种原因引起，如理化因素、病原体感染、内分泌代谢因素、免疫原性及退行性变化等。皮肤病可以分为一般因素，如年龄、性别、种族等；外部因素，如机械性、物理性、植物性、化学性、微生物性、寄生虫性等；内部因素，如遗传、胎传、代谢障碍、内分泌紊乱等。

　　皮肤病的常见症状包括瘙痒、疼痛、麻木感和全身症状，如畏寒、发热、乏力、食欲缺乏和关节疼痛等。体征则包括斑疹、丘疹、水疱、脓疱、结节、囊肿等不同类型的皮损。

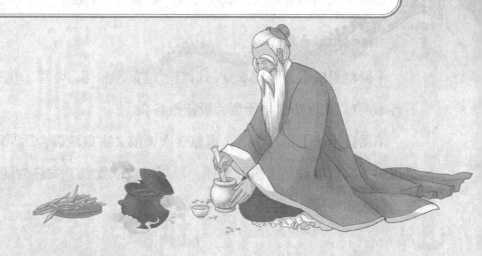

第一节 疣

疣是由人乳头瘤病毒（HPV）感染导致的皮肤鳞状上皮的良性增生，表现为皮肤上出现疣状赘生物。可以发生在身体的各个部位，具有一定的传染性。

疣的主要症状是在患者皮肤上出现疣状赘生物，常见的疣类型有寻常疣、跖疣和扁平疣。寻常疣的特点是表面粗糙，呈乳头瘤样增生，可能伴有局部疼痛或胀痛；跖疣与寻常疣类似，但跖疣通常出现在足部承重点；扁平疣则稍有不同，表现为较小的扁平、看起来光滑的丘疹。

1.消疣汤

【原料组成】牡丹皮6克，当归、地黄、赤芍、紫草、昆布、浮海石各16克，大血藤、马齿苋、板蓝根各28克。

【用量用法】每日1剂，水煎3次，前2次煎液混合后早晚分服；另以第3次煎液趁热于患处外搽，以局部皮肤发红、发热为度。每日1次，每次30分钟，共15～20天。

【主治功效】活血，凉血，软坚。适用于寻常疣。

【方义简释】方中的当归、地黄、赤芍、牡丹皮、大血藤泻火凉血活血；紫草、马齿苋、板蓝根泻火清热解毒；昆布、浮海石化痰软坚除湿。

【方中按语】因本方除疣力强，用药过程中会出现皮损增多现象，坚持用药，即可痊愈，也有停药后 10 天左右皮损才消失者。

2. 活血解毒方

【原料组成】白术 7 克，黄芪 60 克，生甘草 6 克，莪术、马齿苋、蓼大青叶、白花蛇舌草、板蓝根各 28 克。

【用量用法】第 1 ~ 2 煎，分 2 次内服，第 3 煎外洗患处并轻轻按摩，以达到内外并用的目的。

【主治功效】活血益气，佐以解毒清热。适用于扁平疣。

【方义简释】方中的黄芪、白术、生甘草活血益气固表，提高机体免疫力；板蓝根、蓼大青叶、马齿苋、白花蛇舌草清热解毒，泻火，抗病毒；莪术活血化瘀。

【方中按语】扁平疣为常见的病毒感染性皮肤病之一，与中医记载的"疣证""扁瘊"非常相似，与机体免疫功能和抵抗力强弱密切相关。中医学认为，本病属腠理不密，气血失和，外感毒邪，凝聚肌肤而成，故治以补中气、活血解毒、软坚散结之法。中药治疗本病的特点是疗效好，根治率高且不良反应小。

3. 解毒除疣汤

【原料组成】夏枯草、木贼、板蓝根、苦参各 16 克，百部 8 克，生薏苡仁 28 克，白芷 6 克，白藓皮 18 克，香附、红花各 11 克。

【用量用法】将本方浓煎收汁，先用药汤熏蒸皮损部位 20 分钟，然后用棉签浸药汁后在扁平疣上轻轻搓揉，以局部皮肤微微潮红发热为度。每日 1 剂，每日 2 次，30 天为 1 个疗程。

【主治功效】疏肝解郁，解毒除疣，祛风凉血。适用于扁平疣。

【方义简释】方中的木贼凉血疏风；夏枯草清肝泻火，散郁结；板蓝根凉血清热解毒；生薏苡仁健脾利湿；百部润肺杀虫；苦参祛风杀虫；白藓皮散风止痒；香附疏肝理气散郁；红花活血祛瘀；白芷除湿消肿止痒。诸药合用，具有疏肝、解郁通经、祛风凉血、解毒之功，以达解毒除疣之目的。

【方中按语】西医学认为，疣是由病毒引起的、以细胞增生为主的、具有传染性的良性皮肤赘生物，属中医学"扁瘊"范畴。发病因素：一是素体阳虚，复感风热之邪、搏于肌肤，致使气血失和、腠理不密、热毒聚结；二是风热血燥或怒动肝火，筋气不荣引起气血凝滞、郁于肌肤。

4. 青叶治疣汤

【原料组成】赤芍 11 克，木贼草、马齿苋、蓼大青叶各 18 克，红花、香附各 8 克，夏枯草 16 克，穿山甲（代用品）6 克。

【用量用法】水煎 3 次，将前 2 次煎汁 500mL，分早晚服；第 3 次煎取 150mL 左右，稍凉后擦洗皮损部位。每日 1 次，7 天为 1 个疗程。

【主治功效】解毒清热，化瘀活血，软坚散结。适用于寻常疣。

【方义简释】本方以红花、马齿苋、夏枯草为君，泻火清热解毒，活血除瘀，软坚散结；以木贼草、蓼大青叶、赤芍为臣，清热散风，凉血解毒；佐以穿山甲（代用品）、香附，以加重活血理气、散结软坚的作用。

【方中按语】我国中医学将疣称为"疣证""扁瘊"等，其病因病机多由于气血失和，腠理不密，外感毒邪入侵，凝聚肌肤而成；或肝经血燥，血不养筋，筋气不荣，致使风邪外搏肌肤而生。

5. 扶正固本汤

【原料组成】贯众、金银花、栀子、赤芍各 8 克，板蓝根 28 克，土茯苓、当归各 16 克，地黄 18 克。

【用量用法】水煎服，每日 1 剂，每日 3 次温服，30 剂为 1 个疗程（30 天之内皮损消退后即停药）。

【主治功效】活血化瘀，清热解毒，扶正固本。适用于扁平疣。

【方义简释】方中的板蓝根、土茯苓、栀子、金银花、贯众清热解毒疏风；当归、赤芍、地黄活血养血祛瘀。

【方中按语】疣证一般由风热之邪引起者，皮疹较稀疏，消散较快；若风热之邪入里，则呈热毒蕴结证，皮疹数目亦较多，病程较长。故拟用解毒清热、除湿祛瘀之法。

6. 平肝泻火汤

【原料组成】白花蛇舌草、夏枯草各 18 克，香附 25 克，木贼、生薏苡仁、板蓝根、大青叶各 28 克。

【用量用法】将中药加水浸泡 2 小时，大火煮沸后再用小火煎煮 30 分钟，先用药液热气熏蒸患部，待药汁微温后用纱布蘸取药汁外洗或外敷患处 20 分钟，下次重复使用时将原药汁稍加热煮沸，先熏后洗或敷，每日 1 剂，每日外洗 3 ~ 4 次，1 周为 1 个疗程。

【主治功效】解毒，清热，除疣。适用于扁平疣。

【方义简释】方中的夏枯草平肝泻火，软坚散结；香附理气疏肝；板蓝根、大青叶泻火清热解毒；木贼活血利湿化瘀；生薏苡仁健脾利湿除疣；白花蛇舌草泻火清热解毒，利湿除疣。以上诸药煎汤外洗，温热的药汁能使毛细血管扩张，有利于药物的吸收且直达病灶，避免口服药物引起的胃肠道反应。

【方中按语】扁平疣属中医学"扁瘊"范畴，皮疹小如针尖，大如绿豆，呈黑褐色。本病为外感风热，情志内伤，气血不和，肝火妄动，经气不荣，阻于肌肤所致。

❀ 7. 牡蛎消疣汤

【原料组成】生薏苡仁、蓼大青叶、板蓝根、马齿苋、生牡蛎（先煎）、磁石（先煎）各 28 克，黄芪 10 ~ 50 克，莪术 6 ~ 7 克，连翘、紫草各 7 克，甘草 5 克。

【用量用法】每日 1 剂，水煎 2 次，早晚分服。同时每日至少 2 次用纱布蘸药汁外搽，以疣体微红或微痛为度，每次不少于 30 分钟。

【主治功效】解毒清热，软坚散结。治疗扁平疣。

【方义简释】方中的蓼大青叶、板蓝根、马齿苋、连翘清热活血解毒，配紫草、莪术凉血祛瘀；生牡蛎、磁石软坚化积，平肝潜阳；重用生薏苡仁、黄芪以健脾利湿，且有透表作用，可引药直达肌肤；甘草清热补中，调和诸药。

【**方中按语**】中医学认为，疣的发生多由于毒热蕴结于皮肤腠理而致。毒热和气血瘀滞是本病的关键。治疗上名老中医大多主张以解毒清热、活血散结为大法，并随证加减。肝郁者，佐以理气疏肝；脾虚湿盛者，佐以健脾除湿；脾肺气虚者，佐以补脾益肺；风热郁肤者，佐以祛风散邪。

第二节　湿疹

湿疹是一种炎症性皮肤病，具有慢性和瘙痒的特点。湿疹由多因素引发，包括遗传、免疫功能异常、环境等内外部因素，同时，紧张、焦虑等社会心理因素也可能加重病情。湿疹有多种类型，包括急性湿疹、亚急性湿疹、慢性湿疹，以及钱币状湿疹、汗疱疹等特殊类型。

湿疹的症状包括红斑、水肿、瘙痒、皮疹，以及在妊娠期间可能出现的湿疹样皮疹。湿疹不是传染病，疾病的主要传播途径是通过接触到湿疹患者的皮肤。由于湿疹的严重性和持久性，患者的生活质量可能会受到严重影响，而且湿疹也有可能复发。

1. 清热祛湿汤

【原料组成】黄芩、苦参各 8 克，生薏苡仁 60 克，车前草、板蓝根各 28 克，生栀子 16 克，金银花、白藓皮、地肤子各 18 克，甘草6 克。

【用量用法】水煎服，每日 1 剂，每日 2 次，饭后服，2 个月为 1个疗程。

【主治功效】养血止痒，清热祛湿。适用于各种湿疹。

【方义简释】方中的生薏苡仁、苦参、车前草清热解毒祛湿，为主药，白藓皮、地肤子除风止痒，为辅药，黄芩、生栀子、金银花、板蓝根清肺泄热。甘草补中调和诸药为使药。诸药共奏清热利湿、养血止痒之功。

【方中按语】中医学认为，湿疹是由于禀性不耐，风热内蕴，外感风邪，风湿热邪相搏，浸淫肌肤而成。其中"湿"是主要因素。由于湿邪黏腻、重浊、易变，故病多迁延，形态不定。而慢性湿疹是由于营血不足、湿热逗留，导致血虚伤阴，化燥生风，风燥湿热郁结，肌肤失养所致。

2. 慢性湿疹汤

【原料组成】何首乌藤、鸡血藤、白蒺藜、茯苓各 28 克，赤芍、白芍、当归各 11 克，地肤子、乌梅各 16 克，防风、浮萍、泽泻、熟地黄、苦参各 8 克，甘草 6 克。

【用量用法】水煎服，每日 1 剂，每日 2 次，早晚分服，3 个月为1 个疗程。

【主治功效】除湿止痒，养血祛风。适用于慢性湿疹。

【方义简释】方中的何首乌藤、当归、赤芍、白芍、熟地黄、鸡血藤活血养血，止痒润肤；白蒺藜、地肤子、苦参、乌梅为除湿止痒要药；防风、浮萍止痒祛风；茯苓、泽泻利湿健脾；甘草补中调和诸药。

【方中按语】本病以血虚风燥为本，理当扶正培本，滋阴养血，但纯用滋阴养血之药，则有助湿恋邪之虑，邪盛为标，理当祛邪利湿以治标，但纯用利湿之药，则有伤阴伐正之忧，故治以养血、祛风、祛湿之法。养血扶正可以祛邪外出，除湿、祛风、祛邪亦有利于正复，故祛湿养血并不相悖。

3. 龙胆草除湿汤

【原料组成】车前草 16 克，龙胆草、黄芩、牡丹皮、赤茯苓、泽泻、萆薢、苦参各 8 克，六一散（包煎）、生地黄各 28 克。

【用量用法】水煎服，每日 1 剂，每日 2 次，早晚饭前 1 小时各服 1 次。

【主治功效】清热、凉血、止痒。适用于急性湿疹。

【方义简释】方中的龙胆草、黄芩除湿清热；生地黄、牡丹皮清热凉血；赤茯苓、萆薢、泽泻渗湿健脾；车前草、六一散清热利湿；苦参止痒除湿。诸药合用共奏凉血清热、除湿止痒之功。

【方中按语】急性湿疹中医辨证属于湿热证，采用以利湿清热为主的龙胆草除湿汤内服，并联合外用西药治疗，与纯西药治疗组比较，可以取得更好的临床效果，尤其在减轻症状（红斑、渗出等）方面见效快。

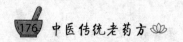

第三节　水痘

　　水痘是一种由水痘－带状疱疹病毒引发的急性传染病，通常出现全身性斑疹、丘疹的症状，儿童更容易感染，且患者在结痂后即无传染性。水痘很容易传播，它可以通过飞沫传播，也可以通过患者的疱液或者被疱液污染过的物体传播。水痘患者从出现发热症状到结痂期都属于传染期，为避免病毒传播，需要在家休息，避免去公共场所。

1.银翘汤

　　【原料组成】连翘、金银花各 7 克，荆芥 1.5 克，薄荷、防风、蝉蜕、赤芍、竹叶各 3 克，车前草、薏苡仁、芦根各 6 克。

　　【用量用法】水煎服，每日 1 剂，将第 1 次与第 2 次煎药的药液混合，分早、中、晚 3 次内服。并将其第 3、第 4 次的煎药汁外用擦洗疱疹。

　　【主治功效】清热解毒，疏风散邪。适用于水痘。

　　【方义简释】连翘、金银花、竹叶等成分具有滋阴透表、清热利湿、抑菌消炎的功效，荆芥、薄荷、蝉蜕、赤芍具有透疹、消疮的功效；车前草、薏苡仁具有利水渗湿、排脓等功效，芦根具有除烦透疹的功效。

【方中按语】水痘，中医又称"水喜""水花"，认为病因是外感风热湿邪侵袭，内有湿热蕴结，入侵肺脾，发于肌表所致。大多数儿童感染水痘，只要治疗及时，护理适宜，愈后都会很好。

2. 疏风散邪散

【原料组成】金银花、连翘各7克，荆芥1.5克，薄荷、防风、蝉蜕、赤芍、竹叶各3克，芦根、当归各6克。

【用量用法】水煎服，每日1剂，分早、中、晚内服，饭后服。

【主治功效】散邪疏风，解毒清热。适用于水痘。

【方义简释】方中的金银花、连翘、赤芍、当归清热解毒，活血凉血为君；荆芥、防风、蝉蜕、芦根为臣，解毒透疹，祛风止痒；竹叶、薄荷为佐使。诸药相伍具有清热解毒、活血透疹、祛风止痒等功效。

【方中按语】水痘临床表现为病初身体有红亮痘疹，1～2天有发热、咳嗽、全身不适、食少等症状。继之可见头面、躯干皮肤分批出现斑疹、丘疹，部位表浅，大小不等，一般呈椭圆形，直径为2～5mm，疱疹初为透明，形如小豆，后变混浊，周围有红晕，壁薄易破，有痒感。

3. 双花解毒汤

【原料组成】金银花、蜡梅花、菊花、连翘、板蓝根、地丁草各7克，木通、黄连、蝉蜕各3克，赤芍、甘草各6克。

【用量用法】水煎服，每日1剂，共煎2次，取汁100mL，分2次服用，饭后服。

【主治功效】清热、排毒。适用于小儿毒热重证型水痘。

【方义简释】方中有蜡梅花、金银花、菊花、连翘、黄连等清热解毒之品；辅以地丁草、赤芍、板蓝根解毒凉血；木通渗湿利水；甘草解毒补中；蝉蜕一味，应用尤妙。综观全方，用药丝丝入扣，令毒热透达，正气渐复，故毒祛痂成热解，而收桴鼓之效。

【方中按语】患者的病情轻重悬殊，此与身体强弱、抗病毒能力大小有关。若毒盛正气不足，则内犯气营，可见壮热口渴，疱疹稠密，疹色紫暗，发为重证型水痘。此证因邪毒犯气营，热邪炽盛，病位较深，故治用清热凉营，佐以渗湿之法。

❀ 4. 解毒止痒汤

【原料组成】生地黄、天花粉、红紫草各 7 ~ 11 克，灯心草 8 克，连翘、桔梗、防风、蝉蜕、淡竹叶各 6 ~ 7 克，甘草 3 克。

【用量用法】将药加清水煎，过筛去渣，2 煎共取液约 150mL，分 2 ~ 3 次服完，每日 1 剂。8 日为 1 个疗程，服 1 个疗程后观察疗效。

【主治功效】清热解毒。适用于水痘病证属毒热证。

【方义简释】方中的生地黄、天花粉、红紫草具有凉血清热、止渴生津、解毒透疹功效；连翘、淡竹叶、灯心草清热解毒、泻心火；桔梗清热宣肺，配以甘草利咽；防风、蝉蜕止痒祛风。中药内服清热凉血、疏风透疹，外洗止痒祛风、清热透疹。风热祛，邪毒清，痘自消。

【方中按语】治疗水痘以祛风清热、凉血解毒为主，用解毒止痒汤为基础方进行加减内服，并配以解表祛风、透疹清热的中药外洗，可获得较满意疗效。

第四节 黄褐斑

黄褐斑也称肝斑，为面部的黄褐色色素沉着。多对称蝶形分布于颊部。多见于女性，血中雌激素水平高是主要原因，其发病与妊娠、长期口服避孕药、月经紊乱有关。

1. 肝肾亏虚汤

【原料组成】赤芍、莪术、山茱萸、当归、牡丹皮、川芎各 16 克，生地黄、女贞子、旱莲草各 28 克，红花 8 克，蜈蚣（去头足）2 条，甘草 6 克，珍珠粉 1 克。

【用量用法】将上药清水浸泡 30 分钟（珍珠粉除外），煎 20 分钟，每剂煎 2 次，将所得药液混合，冲入珍珠粉。每日 1 剂，分 3 次温服。服用本方时，经期停服，并嘱晚上按时睡觉，保持心情舒畅。忌食辛辣、生猛海鲜之品。

【主治功效】滋阴补肾。适用于黄褐斑。

【方义简释】方中的当归、赤芍、川芎养血补气；红花、莪术活血化瘀；牡丹皮、赤芍、生地黄清热凉血消斑；山茱萸、女贞子、旱莲草滋阴补肾；珍珠粉能安神定惊，明目消翳，解毒生肌，润肤祛斑；蜈蚣具有息风镇痉、攻毒散结、通络止痛的作用；甘草具有益气补中，祛痰止咳，解毒，缓急止痛的功效。全方共奏滋阴补肾，活血化瘀通络之效。

【方中按语】黄褐斑的主要病机为肝肾双虚，血瘀血虚。有的女性由于工作学习而熬夜，有的由于沉溺于电视、电脑、牌桌而通宵达旦，暗耗肝肾之阴，加上妇女房劳小产伤肾耗血，故肝肾亏虚，阴血不足，水衰火旺又更伤津耗血，以致血虚血瘀，结为瘀斑，肾中精气不足，肾之本色（黑色）上泛于面，故形成黄褐斑。

2.疏肝退斑汤

【原料组成】香附子、当归、川芎、白僵蚕、白芷各8克，柴胡16克，茯苓、白术各18克。

【用量用法】水煎服，每日1剂，每日2次，早晚各服1次。

【主治功效】健脾疏肝，活血化瘀。适用于黄褐斑。

【方义简释】方中的柴胡、香附子疏肝理气，行气解郁；白术、茯苓健脾除湿；当归、川芎活血化瘀；白僵蚕、白芷行血散结化瘀。诸药合用，共奏疏肝健脾、活血化瘀散结之功，使肝气疏泄条达清气上升，脾运化水湿功能下降，故黄褐斑得以消退。

【方中按语】黄褐斑多因七情内伤，肝郁气滞，血瘀阻滞脉络，脾失健运，痰湿凝聚以致体内清阳不升，浊气不降，日久气血不能上荣于面，湿浊长久停留于面而成。治疗当从调理肝、脾、肾三脏着手，以疏肝健脾补肾为主，凉血润燥为辅。

🪷 3. 益肾养肝饮

【原料组成】淫羊藿、旱莲草各 28 克，枸杞子、仙茅、制首乌、当归、生地黄、熟地黄、桑叶、白芍、茯苓各 16 克，白芷 8 克，菟丝子 18 克，白附子 6 克。

【用量用法】水煎服，每日 1 剂，每日 2 次，早晚各服 1 次。

【主治功效】化瘀祛风，益肾养肝，增白消斑。适用于黄褐斑。

【方义简释】方中的旱莲草、枸杞子、仙茅、菟丝子、淫羊藿补肾益气；制首乌、当归、生地黄、熟地黄、白芍滋阴养肝补血；白芷、桑叶、白附子祛风散斑，引药上行；茯苓和胃健脾，以免诸药伤脾。诸药合用，共奏益肾养肝、化瘀祛风、增白消斑之功。

【方中按语】黄褐斑俗称蝴蝶斑，好发于面部，多见于 25～45 岁女性。本病与肾关系密切。中年女性因肾气渐衰、肾精不充，血不濡养，加之工作、家务劳累，心理压力大，易致情志不畅，肝气郁滞，气滞血瘀。精血不足，血脉瘀滞于内，故产生黄褐斑。

🪷 4. 疏肝理气方

【原料组成】山萸肉 8 克，熟地黄 8 克，女贞子 28 克，旱莲草 16 克，当归 8 克，白芍 16 克，牡丹皮 16 克，柴胡 8 克，枳壳 8 克，丹参 16 克，益母草 8 克，香附子 8 克。

【用量用法】水煎服，每日 1 剂，每日 2 次，早晚各服 1 次。

【主治功效】理气活血，滋补肝肾，中和气血。适用于黄褐斑。

【方义简释】方中熟地黄、山萸肉、女贞子、旱莲草滋阴壮筋补肾；当归、白芍、牡丹皮养血补气敛阴；柴胡、枳壳、香附子疏肝理气消斑；丹参、益母草活血调经。

【方中按语】女性脸上的黄褐斑俗称"肝斑""蝴蝶斑"，属于中医学"黧黑斑"范畴。皮损为面部对称性或不对称性黄褐色斑片，病因病机多为肾阴不足，水衰火旺，肾水不能上承，或因肝郁气结，郁久化热，灼伤阴血而发病。水在体内的升清降浊靠肾阳温煦、蒸化和推动。肾主水。若肾水上泛，或水衰火盛，皆可导致肌肤或颜面黧黑。黄褐斑以肝肾不足型最为常见，症见色斑褐黑，边界明显，状如蝴蝶，面色褐暗，兼有头晕目眩、腰膝酸软，舌红少苔，脉细或兼数。治则滋补肝肾，疏肝理气。

第五节　白癜风

白癜风是由于皮肤黑色素细胞被破坏，引发皮肤黑色素缺乏，形成局部白斑的疾病。其病因可能与自身免疫系统疾病、遗传等因素有关，不同年龄、性别和种族的人都可能患病。典型症状为皮肤白斑，初发时斑块大小不一，颜色也会有所不同，病情加重可以引起白发。

白癜风是非传染性的疾病，主要临床表现为一片或几片大小不一的白色斑片，通常无自觉症状，极少数患者可在病情发展初期和进展期有一定的瘙痒感。白癜风还可能和其他身体系统疾病并发，如甲状腺疾病、自身免疫性多腺体综合征等。

1.养血填精汤

【原料组成】当归、熟地黄、白芷、刺蒺藜、墨旱莲、乌梅、女贞子、鸡血藤、何首乌各 16 克，红花、炙甘草各 6 克，补骨脂、菟丝子各 28 克，桃仁 8 克。

【用量用法】此方可作汤剂煎服，亦可作散、丸剂服用。如作汤剂煎服，每日服 2 次（早晚服），每次 200mL。此方为成人剂量，儿童酌情减量。配合外用补骨脂醋浸剂：补骨脂 50 克，菟丝子、白芷各 28 克，肉桂 16 克，制成粗粉状，加入黑米醋 1000mL，浸泡 7 日后，取液外搽皮损处，搽后照射日光 5 ~ 10 分钟，效果更佳，每日 1 ~ 2 次。用药每 2 周观察（测量）一次皮损大小范围。

【主治功效】活血消斑，滋补肝肾。适用于白癜风。

【方义简释】方中的补骨脂、菟丝子、何首乌、鸡血藤、墨旱莲、女贞子具有补肝益肾、养血填精、活血消斑之功效；熟地黄、当归、炙甘草补血益气，祛瘀通络；白芷、刺蒺藜祛风活血，通络消斑；桃仁、红花活血化瘀消斑；乌梅酸平入肝，消斑解毒，疏肝理气，直达皮损部位。

【方中按语】中医学认为，白癜风的发病与素体虚弱、风、湿、瘀诸多因素有关，主要的病机为气虚血少，风邪外侵。此病与肝肾脏腑功能虚衰密切相关，肝藏血，主疏泄，肾主骨生髓，在色为黑。患者气虚血少，主要是由于肝肾两虚，导致气滞血瘀，皮肤血脉闭阻，血不养肤而导致白斑生成。因此，应用本方内服剂重在滋肝补肾、祛风活血消斑。

2. 泄热解毒汤

【原料组成】川芎、桂枝、牡丹皮、白蒺藜、何首乌、女贞子、墨旱莲、地黄各 11 克，黄芪 14 克，防风、甘草各 7 克，当归 8 克。

【用量用法】水煎 3 遍，每日 1 剂，每日服 3 次，服药期间忌烟酒、忌食辣味。配合消白酊外用方：补骨脂 16 克，白芷 8 克，肉桂 5 克，95% 乙醇 100mL 浸泡 10 日，取澄清液在皮损区外涂，每日 2 次。

【主治功效】养血活血，祛风除湿，通络消斑。适用于白癜风。

【方义简释】方中的何首乌、女贞子、当归、墨旱莲养肝滋肾，填精血；黄芪、桂枝、川芎助肾阳，行气解郁，活血化瘀通络；白蒺藜、防风祛风除湿消斑；牡丹皮、地黄、甘草清热解毒。本方特点是祛风除湿，滋补肝肾，补气活血，通络消斑。

【方中按语】中医学认为，白癜风发病因素是肝血虚、肾阳虚，肾气不足，或是七情俱伤，肝气郁结，气机不畅，导致阴阳失调、气血失和、血不荣肤，复感外邪客于肌肤则发病。肝肾不足、气血失和是其内因，还有外在因素互相作用，即长期的心理压力、工作压力、精神紧张；湿热风邪侵入肌肤；环境、食品污染；继发外伤。治疗需依据病因辨证施治。

3.牡丹当归剂

【原料组成】当归、乌梢蛇各 8 克，桃仁、川芎、赤芍各 16 克，丹参 28 克。

【用量用法】水煎取汁，每日 1 剂，每日 2 次，早晚各服 1 次。

【主治功效】行气活血。适用于白癜风。

【方义简释】此方以桃红四物汤为基础进行加减，桃仁、赤芍、丹参、川芎四药合用共奏清热活血化瘀之效；乌梢蛇祛风活络，以协助他药行气活血化瘀、通经活络；当归补血、活血，与川芎配伍，能养血而行血中之气。

【方中按语】白癜风是一种皮肤色素脱色性皮肤病，中医古籍对此早有记载。《诸病源候论》载："白癜者，面用颈项，身体皮肉色变白，与肉色不同，亦不痒痛，谓之白癜。亦是风邪搏于皮肤，血气不和所生也。"

4.补肾活血合剂

【原料组成】丹参 28 克，女贞子、墨旱莲、枸杞子、补骨脂各 16 克，川芎 8 克。

【用量用法】水煎取汁，每日 1 剂，每日 2 次，早晚各服 1 次。

【主治功效】活血补肾。适用于白癜风。

【方义简释】方中的女贞子、墨旱莲补肝肾、养阴血而不滋腻，枸杞子滋肝补肾，三药合用共同发挥补益肝肾之力。补骨脂性辛温，偏于补壮肾阳，少佐之以补肾填精，有"阳中求阴"之意；加以丹参、川芎入血分而活血行气，使女贞子、墨旱莲、枸杞子补而不腻。

【方中按语】白癜风属中医学"白癜""白驳风"范畴，目前病

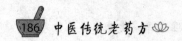

因、发病机制尚未阐明。中医学认为，本病多由七情内伤，肝气郁结，气机不畅，复感风邪，搏于肌肤，致气血失和而发。

第六节 荨麻疹

荨麻疹，也被称为风团或皮肤水肿，是一种由肥大细胞活化导致肌肤、黏膜小血管扩张、渗透性增加引起的皮肤病。这种病变在 24 小时内消失，但可以反复发作。荨麻疹可见于任何年龄和种族，全球发病率在 1% 至 30% 间，具有女性发病率更高的特性，因其不是感染性疾病，故不具备传染性。

1. 消风止痒汤

【原料组成】蒲公英、王不留行、当归各 18 克，牡丹皮、金银花、白藓皮、防风、赤芍、白芍、紫草、丹参各 16 克，红花、甘草各 8 克。

【用量用法】水煎服，分 2 次服，每日 1 剂，饭后服。

【主治功效】活血透疹，消风止痒。适用于荨麻疹。

【方义简释】方中的白藓皮、防风止痒，透邪外出；金银花、蒲公英、赤芍、牡丹皮、紫草凉血清热解毒；王不留行、丹参、红花活血通络化瘀；白芍、当归和营养血，补虚扶正；甘草补中，调和诸药。诸药配伍，共奏消风止痒、活血透疹之功，使皮疹得愈。

【方中按语】荨麻疹中医学称为"瘾疹"，病因多在于风湿热。中医辨证为体虚卫外不固，营卫失调，气机不利，风邪客于肌表，内不疏泄，郁久化热，外不透达，血热血瘀而成病。过敏性药疹则由脾湿不运，蕴湿化热，外受毒邪刺激，湿热与风毒郁于肌表，导致气血瘀滞而成。以止痒消风、凉血、清热解毒、活血通络为治疗方法。

❀ 2.健脾益气汤

【原料组成】防风、僵蚕、当归、蝉蜕各8克，黄芪、白术各16克，制何首乌、荆芥各11克，牡蛎28克（先煎），川芎、甘草各6克。

【用量用法】水煎服，每日1剂，每剂水煎2次，早晚分服。

【主治功效】祛邪，扶正，固本。适用于慢性荨麻疹。

【方义简释】方中的黄芪固表益气，防风、荆芥、蝉蜕开发腠理、祛散风邪，白术益气健脾生血、扶正祛邪，川芎、当归活血养血祛风，制何首乌润燥养血，僵蚕散风止痒，牡蛎重镇止痒安神，甘草补中，调和诸药。诸药合用，共奏祛邪扶正固本之功，故疗效显著。

【方中按语】慢性荨麻疹属中医学"瘾疹"范畴。病因病机为禀赋不足，腠理不密，风寒或风热之邪乘虚侵袭，郁于皮毛肌腠之间。病久气血亏虚、肌肤失养、生风生燥、络脉瘀阻，虚则无力驱邪外出、瘀阻脉络，故病情多次发作、迁延难愈。治则益气固表，活血养血，止痒祛风。

3. 安神止痒汤

【原料组成】川芎 28 克，柴胡、何首乌、地肤子各 25 克，知母、蝉蜕各 16 克，蛇床子 18 克，远志、露蜂房、甘草各 8 克，石膏 50 克。

【用量用法】水煎服，每日 1 剂，每日 2 次温服。

【主治功效】养血活血，祛风解毒，安神止痒。适用于荨麻疹。

【方义简释】本方以何首乌祛风养血，即中医"治风先治血"之说；川芎活血化瘀，即中医"血行风自灭"之说；蝉蜕、蛇床子、地肤子、露蜂房、柴胡止痒祛风；远志安神养血；石膏、知母意在解毒清热；甘草调和诸药。上述诸药共成活血养血、解毒祛风、止痒安神之功。

【方中按语】荨麻疹属中医学"瘾疹""风疹块""鬼风疙瘩"等范畴。其发病原因，或饮食不节，脾失健运，恣食辛辣肥甘，生湿热，或肌体禀赋不耐，腠理不密，感受风寒、风热或风湿之邪，搏于肌肤，复感于风，风情内伤，郁而化火，血热生风，或冲任不调，营血不足，血虚生风而成。中医学认为，慢性荨麻疹久治不愈，反复发作的原因，一则血虚血燥，伏风血热，久羁邪气，难以根除；二则久病入络，停多夹瘀；三则余毒未清。都可致病情迁延难愈。

4. 加味益气固表散

【原料组成】白术、紫草各 11 克，黄芪 25 克，防风、太子参、白芍、蒺藜、地黄各 16 克，蝉蜕、当归各 8 克，龙骨、牡蛎各 18 克。

【用量用法】每日1剂，每剂煎2次，滤去药渣，得药液约450mL，分早晚2次服。

【主治功效】固表益气，止痒祛风，调和营卫。适用于慢性荨麻疹反复发作。

【方义简释】方中的黄芪固表益气，防风祛风走表，它们相畏相使，黄芪得防风固表而不稽邪，防风得黄芪祛风而不伤正，配伍白术健脾、益气、固中，具有固表、益气、健脾功效。诸邪犯病，风邪首当其冲，在基本方中加味运用蝉蜕、蒺藜、紫草以散邪疏风、止痒透疹；同时，加用当归、白芍活血养血和营，取"治风先治血，血行风自灭"之意；久病耗血伤气，营阴耗损失养，酌加太子参、地黄、龙骨、牡蛎以养阴益气、固本安神。

【方中按语】荨麻疹的发病原因多与素体禀赋不耐，加之风、湿、热诸邪侵犯皮肤有关。病机为或体弱血虚，风从内生；或外感风寒、风热；或饮食不节，伤及脾胃；或肺卫肌表不固，风邪乘虚而入，致本病发生。一般急性荨麻疹多为实证，慢性荨麻疹多为虚证。

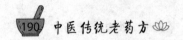

第七节 红斑狼疮

红斑狼疮是一种常见的慢性、反复发作的自身免疫性疾病，其具体发病原因尚不明确，但可能与遗传、激素、免疫及环境等因素有关。这种疾病主要见于育龄期女性，常存在家族聚集性。红斑狼疮根据病变部位可分为皮肤型红斑狼疮（CLE）和系统性红斑狼疮（SLE）。其中，皮肤型红斑狼疮又可分为急性皮肤型红斑狼疮（ACLE）、亚急性皮肤型红斑狼疮（SCLE）、慢性皮肤型红斑狼疮（CCLE）。

在治疗方面，红斑狼疮目前尚无根治手段。但是，却可以通过早期诊断及规范性的综合治疗，改善病情，绝大多数患者疾病可得到控制，能正常工作、生活、生育等。

1.凉血护阴汤

【原料组成】白茅根、白花蛇舌草各28克，生玳瑁、生地炭、金银花、天花粉、石斛各8克，玄参、牡丹皮、鱼腥草、重楼各16克，板蓝根28克。

【用量用法】水煎服，每日1剂，每日2次，早晚各服1次。

【主治功效】解毒清热，护阴凉血。适用于红斑狼疮。

【方义简释】方中的生玳瑁凉血清热解毒；白茅根、牡丹皮清热凉血；玄参、石斛、天花粉凉血清热、滋阴降火；生地炭、金银花炭凉血止血；板蓝根、鱼腥草、重楼、白花蛇舌草清热解毒。

【方中按语】红斑狼疮是由于先天禀赋不足，后天失养，外感日光邪毒，本质是"邪之所凑，其气必虚"，即使急症以毒热为标象，实质仍是表实里虚，假实真虚。故可以用玄参、天花粉等滋阴护阴之品。

2. 解毒通络汤

【原料组成】红花、丹参、秦艽、重楼、夏枯草、牡丹皮各16克，赤芍、鸡冠花、野菊花、莪术各8克，生地黄、青蒿、茵陈、白花蛇舌草各28克，乌梢蛇6克。

【用量用法】水煎服，每日1剂，每日2次，早晚各服1次。

【主治功效】化瘀活血，解毒通络，软坚散结。适用于盘状红斑狼疮。

【方义简释】方中的鸡冠花、野菊花、青蒿、茵陈消斑凉血，除湿清热；丹参、红花、莪术、夏枯草化瘀活血，散结软坚；生地黄、牡丹皮、赤芍活血凉血；秦艽、乌梢蛇通络解毒；重楼、白花蛇舌草解毒化瘀。现代药理研究证实，青蒿、茵陈、薏苡仁、丹参、牡丹皮、野菊花有抗光敏作用。

【方中按语】此病多因气血瘀滞，经络阻隔，或外感光毒，瘀阻经脉，燔灼营血，致脉道受阻、肌肤失养所致。急性期皮损色红、肿胀，日晒后加重，治则活血凉血解毒。病情缓解后皮损变暗，伴有萎缩及色素沉着，乃正虚感毒，日久致瘀，故二诊方可加黄芪、白术、茯苓益气健脾，女贞子、旱莲草补肝益肾，促进病情恢复，防止向系统性红斑狼疮转化。

3. 红斑狼疮合剂

【原料组成】太子参、丹参、秦艽、草河车、白花蛇舌草、黄芪、白术、女贞子、菟丝子各16克，茯苓8克。

【用量用法】上述诸药用水浸泡30分钟，将药同煎，第1次煎沸后文火煎30分钟，第2次煎沸后文火煎20分钟。将所得两煎药液混合。每日1剂，分2次温服。服用本方时忌食辛辣刺激之品。

【主治功效】健脾益气。适用于红斑狼疮辨证属脾肾阳虚者。

【方义简释】方中黄芪、太子参、白术、茯苓、秦艽益气健脾；女贞子、菟丝子填精滋肾；丹参活血化瘀；草河车、白花蛇舌草清热解毒。诸药合用，共奏健脾益气、活血化瘀之功效。

【方中按语】系统性红斑狼疮是一种全身性系统性疾病，病因比较复杂，病情也比较危重。人是一个完整的有机体，"阴平阳秘"则精神乃治，机体才能有正常的活动。本病的发生多由于先天禀赋不足，或因房事失节，或因七情内伤，劳累过度，以致机体气血失于平衡，气血运行不畅，气滞血瘀，经络阻滞为病。

第八节　玫瑰糠疹

玫瑰糠疹是一种自限性的炎症性皮肤病，其具体病因仍然未明，但被认为可能与病毒感染和免疫功能紊乱有关。高发群体主要为 10~40 岁人群，患者性别差异不大。本病通常在春秋季发病，一个典型病例的病程通常在 4~8 周自行消退且不会复发。本病不具传染性，且大多数患者治愈后不会留下瘢痕。

玫瑰糠疹的症状表现为在躯干和四肢近躯干部位的皮肤上出现覆有细小鳞屑的圆形或椭圆形斑片，称为前驱斑或母斑。随后该斑点会继续发展并数量增多，通常持续约 6 周。患者还可能存在不同程度的瘙痒症状。

1. 祛风解毒汤

【原料组成】连翘、防风、蓼大青叶、牡丹皮各 8 克，地肤子、白藓皮各 16 克，地黄 11 克。

【用量用法】水煎服，每天 1 剂，每日 3 次温服，小儿剂量减半，

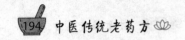

12 剂为 1 个疗程。

【主治功效】凉血清热，养血润燥，疏散风热。适用于玫瑰糠疹日久难愈者。

【方义简释】方中的防风解表祛风，止痛胜湿，止痉；连翘解毒清热，消肿散结，疏散风热，有"疮家圣药"之称；地肤子利小便，清湿热；白藓皮燥湿清热，止痒祛风，解毒；蓼大青叶解毒清热，止血凉血；牡丹皮凉血清热，散瘀活血；地黄味甘苦、性寒而入血分，凉血清热。

【方中按语】中医学认为，剧痒者，乃风重之故，治疗原则着重凉血清热，佐以消风活血。临床证明如配合服中药，可以起到缩短病程、减轻痒感、皮损较快消退等作用。

❁ 2. 渗湿利水饮

【原料组成】扁豆皮、地骨皮、桑白皮、白藓皮、冬瓜皮、茯苓皮各 16 克，大腹皮、牡丹皮、木槿皮、干姜皮各 8 克，蝉蜕 3 克，蛇蜕 5 克。

【用量用法】水煎服，每天 1 剂，每日 3 次温服。

【主治功效】利湿健脾，活血祛风。适用于玫瑰糠疹。

【方义简释】本方在五皮散的基础上"以皮治皮"，运用皮材类药治疗本病，如以茯苓皮、扁豆皮补脾益胃、渗湿利水，为君药；配以大腹皮、冬瓜皮清热利水、消肿行气，为臣药；佐以牡丹皮、地骨皮、桑白皮清热凉血，以清阴分伏热；白藓皮、木槿皮活血祛风、止痒杀虫；干姜皮驱风散寒、化饮温肺；使以蝉蜕、蛇蜕疏风止痒而不伤阴。

【方中按语】玫瑰糠疹患者占皮肤科患者的 1% ~ 2%，病因不明，病程 5 周左右。目前西医治疗效果不理想，且病程较长。而中医根据本病的生病季节、病变部位、皮疹形态辨证施治。本病多发于春秋两季，风燥之邪侵于肌肤，多化火伤津。所以，中药多采用凉血之品。

🪷 3. 解毒消斑汤

【原料组成】紫草、大枣、生甘草各 28 克。

【用量用法】水煎服，每日 1 剂，每日 2 次，早晚分服。

【主治功效】解毒清热，祛风凉血，调和营卫。适用于玫瑰糠疹。

【方义简释】方中的紫草活血凉血、清热解毒消斑；大枣补中益气、安神养血、调和营卫；生甘草益气补脾、解毒清热、止痛缓急、调和诸药。三药合用，共奏解毒清热、祛风凉血、调和营卫之功效。

【方中按语】本病是由于起居不慎，或情志不遂、五志化火，或劳汗当风、腠理开泄，风热之邪乘机内袭，蕴搏肌肤，闭塞腠理，或过食肥甘厚味，酿生湿热，热伤阴液，血热化燥，外泛肌肤所致。治疗原则是凉血、清热、祛风。

🪷 4. 清营凉血汤

【原料组成】生石膏、地黄各 28 克，牡丹皮、赤芍、知母、金银花、连翘、竹叶、生甘草各 6 克。

【用量用法】水煎服，每日 1 剂，每日 2 次温服。

【主治功效】泄热化毒，清营凉血。适用于玫瑰糠疹。

【方义简释】本方由犀角地黄汤、白虎汤加减而成。方中地黄、牡丹皮、赤芍清营卫、化斑散瘀；知母、生石膏清除肺胃与肌肤之热，泻火除湿而不伤胃气;金银花、连翘辛散表邪,解毒清热而不伤阴;竹叶清热透散、利尿除烦热;生甘草解毒和中。

【方中按语】玫瑰糠疹是一种原因不明的红斑鳞屑性皮肤病。初起往往于躯干、颈部或四肢某处有较大皮疹,称母斑,1～2周后,会生出成批较小皮疹,并有不同程度的瘙痒。本病多发生于春、秋两季,属中医学六癣中之"风癣",多因内有血热,外感风毒,内外合邪所致。热毒血热凝结,故见黄红色环形红斑,若挟湿邪则导致病程迁延时间较长。

5. 祛风止痒汤

【原料组成】紫草、生薏苡仁各 28 克,生地黄、牡丹皮、赤芍、生槐花、板蓝根、白藓皮各 16 克,防风 8 克,甘草 5 克。

【用量用法】水煎内服,每日 1 剂,每日 2 次温服,连服 15 天。

【主治功效】祛风止痒,清热凉血。适用于玫瑰糠疹。

【方义简释】本方用生地黄、牡丹皮、赤芍、紫草以凉血清热;生槐花、白藓皮、防风以清热祛风解毒;板蓝根、生薏苡仁利湿解毒;甘草补中,调和诸药。

【方中按语】玫瑰糠疹属血热受风型者,多由于素体血热内蕴,郁于肌肤,复受风热之邪侵袭,闭塞腠理而发病。若风热偏盛,发病过程越短,恢复越快;若血热偏盛,发病过程较长,皮损消退则较慢,从而表现为血热偏盛证。

6. 活血透疹汤

【原料组成】地黄、紫草各 28 克,蝉蜕、荆芥穗、赤芍、黄芩、金银花、苦参、白藓皮、地肤子、野菊花各 8 克，生甘草 6 克。

【用量用法】水煎服，每天 1 剂，每日 3 次温服。

【主治功效】凉血清热，止痒祛风。适用于玫瑰糠疹。

【方义简释】方中的黄芩、金银花、野菊花、荆芥穗、蝉蜕透表散热、祛风解毒，为主药；辅以苦参、地肤子、白藓皮加强消疹止痒清热之力；佐以赤芍、地黄、紫草和血凉血、化瘀消斑；使以生甘草解毒泻火、调和诸药。

【方中按语】患此病者内有血热，外感风毒，内外合邪。故拟疏风凉血、解毒清热之法，令热清、毒解、风祛而痒止。

第九节 瘙痒症

瘙痒症是一种无原发性皮损，仅有皮肤瘙痒症状而原因不一的瘙痒性皮肤病。由于患者不断搔抓，常有抓痕、血痂、色素沉着及组织肥厚或苔藓样变化等继发性皮肤损害，所以中医称为"痒风"。

瘙痒症是临床常见的皮肤科疾病，女性多于男性，亚洲人多于白种人，其发病率随年龄增加逐渐升高。国外流行病学研究显示，65 岁门诊患者发病率为 12%，85 岁以上患者发病率为 20%。

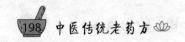

1.清热利咽汤

【原料组成】牡丹皮16克，地骨皮、桑白皮、白藓皮、土茯苓各28克，炙甘草5克，粳米1撮。

【用量用法】水煎服，每日1剂，每日2次，早晚分服。

【主治功效】泄热清肺。适用于慢性瘙痒性皮肤病。

【方义简释】方中的桑白皮泻肺中之火，甘寒清热而不伤气阴；地骨皮味甘淡、性寒，泻肺中伏火，兼凉血退蒸；牡丹皮入血分而泻伏火；白藓皮止痒解毒，清热除湿；土茯苓味甘淡、性平，具有解毒清热利咽作用；炙甘草、粳米益气保肺。

【方中按语】瘙痒症以皮肤干燥、周身皮肤瘙痒为特征，属中医学"瘙痒"范畴，《诸病源候论》又称痒风。老年人肝肾俱虚，气血不足，阴虚血燥导致生风，肌肤失养则发瘙痒。目前治疗皮肤瘙痒症多应用激素、抗过敏药，虽可取效一时，但停药后易复发，长期使用易引起不良反应。运用中医中药治疗，既治本也治标，标本同治，可避免复发。

2.疏风止痒汤

【原料组成】当归、生地黄、赤芍、川芎、荆芥、防风、牡丹皮、紫草各8克，蝉蜕、甘草各6克。

【用量用法】水煎服，每日1剂，早晚分服，取适量外洗患处。

【主治功效】疏风止痒，养血和营。适用于老年皮肤瘙痒症及夏季湿疹瘙痒。

【方义简释】本方以四物汤润肤养血，配合荆芥、防风、蝉蜕止痒疏风；牡丹皮、紫草和营凉血，使得血行风自灭；甘草解毒缓急并协调诸药。

【方中按语】皮肤瘙痒症是一种老年人常见病。由于老年人皮脂腺分泌皮质减少，皮肤失水干燥，容易产生瘙痒、脱屑乃至皮肤角质增厚似牛皮癣样皮损，秋冬季症状严重，夏季减缓。中医学认为，该病为老年血虚精少，卫气不固，风邪侵入所致。

3. 养血柔肝止痒方

【原料组成】赤芍11克，当归、苦参各18克，白芍、白藓皮、马齿苋、何首乌、夜交藤各16克，防风、荆芥穗各7克。

【用量用法】水煎服，每剂煎2次，过滤去药渣，得药液约400mL，分早晚2次服。

【主治功效】柔肝养血，止痒祛风。适用于老年皮肤瘙痒症。

【方义简释】方中的当归、赤芍、白芍柔肝养血，凉血活血润燥，共为主药；苦参、何首乌、夜交藤清热除湿、养血止痒，白藓皮、马齿苋、防风、荆芥穗祛风除湿止痒，共为佐药。

【方中按语】皮肤瘙痒一症，主要因风湿夹杂侵入，内不得疏泄、外不能疏达，郁于肌肤腠理之间，日久化热所致。治疗宜除湿祛风止痒、养血清热为主。上方祛邪而不伤正，扶正而不恋邪，故治疗瘙痒症每多获效。

4. 养阴润燥汤加减

【原料组成】当归、生地黄、熟地黄、黄芩、丹参、蝉蜕各8克，黄芪18克，黄连、黄柏各6克，沙苑子、白藓皮各28克。

【用量用法】水煎服，每剂煎2次，滤去药渣，得药液约400mL，分早晚2次服。

【主治功效】凉血祛风，养阴润燥。适用于糖尿病引起的皮肤瘙痒症。

【方义简释】方中的当归、生地黄、熟地黄滋阴养血；黄芩泻上火，黄连泻中火，黄柏泻下火，火热被清泄，阴液得固；黄芪固表益气，充实腠理；当归和营益血；蝉蜕、沙苑子、白藓皮止痒祛风；丹参通络活血。诸药配伍，阴津得充，血脉得润，风火自平，瘙痒为之缓解。

【方中按语】老年人一般皮脂腺萎缩，分泌减少或洗浴过多，均可导致表皮角质层中所含的水分减少，痒阈降低，导致本病发生。所以在治疗时，应重视祛风养血。忌用碱性肥皂，另嘱患者忌热水浴，忌食辛辣之品，以免皮肤干燥，加重病情。

5. 首乌止痒合剂加减

【原料组成】何首乌藤、白蒺藜各28克，防风、麦冬、当归、白芍、赤芍、浮萍各8克，苦参、党参、黄芪、生地黄、熟地黄、丹参、大血藤、地肤子各16克。

【用量用法】水煎服，每剂煎2次，滤去药渣，得药液约500mL，分早晚2次服。

【主治功效】润肤养血。适用于老年皮肤瘙痒症。

【方义简释】方中的党参、黄芪固表益气；当归、白芍、赤芍、生地黄、熟地黄、麦冬、何首乌藤润肤养血；丹参、大血藤活血养血；防风、白蒺藜、地肤子、苦参疏风止痒除湿；浮萍穿透表里疏散风邪。

【方中按语】引起皮肤瘙痒的因素比较多，但治疗并不困难。中医学认为，瘙痒多由风、湿、热、毒诱发，也有血虚所引起。

第十节 带状疱疹

带状疱疹是由水痘－带状疱疹病毒引起的一种感染性疾病。水痘－带状疱疹病毒在患过水痘的人体内潜伏，一般藏匿在脊髓后根神经节或颅神经感觉神经节里面，因免疫力下降等原因被激活后，会在神经支配区的皮肤形成成簇丘疱疹和水疱等皮疹，发生在单侧身体并带有严重神经痛。流行病学研究显示，带状疱疹在全球范围内发病率相似，而年龄超过50岁、免疫系统出现问题等人群更容易患病。

带状疱疹的主要症状是神经痛及皮疹，其中皮疹可能成群分布，不跨过对应身体中线。密切接触水痘和带状疱疹未痊愈患者的水疱液体及共享贴身物品有可能增加感染风险。潜伏期通常会出现身体乏力、头痛等全身性症状，后期便会出现成簇的水疱和丘疱疹及神经痛。

1. 解毒止痛汤

【原料组成】连翘、蒲公英、大青叶各28克，金银花50克，栀子、紫草、延胡索、川楝子各 16 克，黄柏 18 克，板蓝根 50 克，生甘草、胆草各 8 克。

【用量用法】水煎服，每日 1 剂，每天 3 次温服，12 剂为 1 个疗程。

【主治功效】解毒清热，化瘀止痛，利湿活血。适用于带状疱疹。

【方义简释】方中的板蓝根、金银花、蒲公英、连翘、大青叶、紫草解毒清热，抗病毒感染；黄柏、栀子清热除湿；胆草清利肝胆湿热；延胡索、川楝子行气活血止痛；生甘草清热补中，调和诸药。

【方中按语】中医学认为，本病是因为湿热毒邪过强，毒热损及阴血，导致气滞血瘀，不通则痛，故在辨证施治的基础上重用行气活血除瘀之品，如当归、牡丹皮、赤芍、丹参等，可取得较好的止痛效果。

2. 化瘀滋阴汤

【原料组成】白芍、丹参、半枝莲各 15 ~ 28 克，生地黄 30 ~ 60 克，延胡索、郁金各 12 ~ 18 克，桃仁 10 ~ 16 克，生甘草 3 ~ 6 克。

【用量用法】水煎服，每日 1 剂，每日 3 次温服。3 周为 1 个疗程。若经 1 个疗程治疗后，痛势明显减轻，续治疗程可改为每 2 日 1 剂（或每 3 日 2 剂），早晚各服 1 次。

【主治功效】滋阴化瘀，止痛通络。适用于带状疱疹后遗神经痛。

【方义简释】方中重用生地黄补气生津，辅以白芍、丹参柔肝而和营；白芍有较好的强体、抗炎、镇痛作用；丹参能改善微循环，增强病变局部之营养；三药合用濡养肌筋，和营气而利血脉。佐以桃仁、郁金、延胡索、半枝莲、生甘草化瘀活血，清解湿热余毒，行气止痛。诸药合用，阴滋筋濡，气行瘀化，营畅络通，疼痛麻木之候则自然消除。

【方中按语】带状疱疹神经痛，多见于老年人，其机体免疫功能低下使体内原有的病毒复发。中医学认为，此类患者机体素虚，先天禀赋不足，兼之肝火妄动，湿毒内蕴，阴津耗竭，故而产生疼痛和麻木等。

3. 凉血解毒汤

【原料组成】连翘、生地黄各13克，泽泻6克，车前子11克，龙胆草、黄芩、栀子、牡丹皮、木通、生甘草各7克。

【用量用法】水煎服，每日1剂，每日分3次温服。

【主治功效】清热利湿解毒，泻肝胆实火。适用于带状疱疹。

【方义简释】方中的龙胆草、黄芩清肝泻火；连翘、栀子、生甘草清热解毒；生地黄、牡丹皮活血凉血；木通、车前子、泽泻清热化湿。

【方中按语】中医学认为，本病的发生，多因情志内伤以致肝胆火盛；或因脾湿郁久，湿热内蕴，外受毒邪入侵而诱发。毒邪入肝、湿热搏结，阻遏经络，气血不通，不通则痛，故症见灼热疼痛，毒热蕴于血分则发红斑，湿热凝聚不得疏泄则起水疱。故肝胆热盛、脾湿内蕴为本病的实质，皮肤发生水疱、剧烈刺痛为症状的主要特征。采用清热利湿解毒之法以治其因，用化瘀通络理气以治其果。

4. 黄芪解毒方

【原料组成】黄芪、丹参、板蓝根、何首乌藤各28克，地龙、威灵仙、鸡内金各 16 克，延胡索、柴胡各 8 克，蜈蚣 2 条，青黛适量。

【用量用法】水煎服，每日 1 剂，每日 2 次温服，服药 15 天为 1 个疗程。同时外敷青黛适量（水疱破者，青黛末直接外敷患处；水疱未破者，用温开水调青黛敷患处）。

【主治功效】通络健脾，止痛解毒。适用于老年带状疱疹后遗神经痛。

【方义简释】方中加黄芪、鸡内金、何首乌藤，旨在益气健脾、补脾和胃、养心安神；蜈蚣、威灵仙、地龙、延胡索、柴胡、丹参、板蓝根活血通络、解毒止痛；青黛有清热解毒之功，外敷患处，可促使水疱迅速结痂，皮疹消失。内外结合，药中病机而获良效。

【方中按语】老年患者机体衰退，神经修复功能降低，发生带状疱疹时，往往发生后遗神经痛，疼痛剧烈且时间持久，影响正常生活和睡眠，发生于头部者，可以损害眼球各部，甚至引起失明。在治疗上常常难以忍受西药的不良反应，采用中药内服和外用，见效快，症状容易控制，老年患者易于接受，未发现任何不良反应。

5.升清透邪散加味

【原料组成】蝉蜕、制大黄、炮鳖甲、桂枝、路路通各 6 克，白僵蚕、王不留行各 8 克，姜黄 5 克，白芷、郁金各 11 克，千年健、丝瓜络各 16 克。

【用量用法】水煎服，每日 1 剂，每日 2 次，早晚各服 1 次。

【主治功效】通络止痛，升清透邪，降浊和营。适用于带状疱疹。

【方义简释】方中的白僵蚕、蝉蜕、姜黄、制大黄四味乃名方升降散之主药，透郁清热，降浊升清，其中蝉蜕质轻上浮，配白僵蚕祛风柔络而止痛；制大黄清热逐瘀，姜黄活血行气，合而有显著的止痛效果，使余毒瘀热从下而泄；炮鳖甲能促进血液循环，疏通经络；桂枝、路路通、王不留行、郁金、千年健、丝瓜络都有活血、消肿、祛风止痛的功效。诸药合用，升清透邪，降浊和营，止痛通络，用于治疗带状疱疹后遗神经痛有满意效果。

【方中按语】中医对带状疱疹的病因病机认识较为一致，其病位在心、肝、脾三脏。心火旺则血热，肝旺侮脾，脾湿内困，蕴而化热化毒，湿毒流窜于肝胆经脉循行之区，故见丘疱疹、水疱、糜烂、渗出等皮损；热灼于肤，故疼痛难忍；脾气虚则湿不运，水聚于皮肤，故水疱多；肝病既影响于心，又影响于脾，如肝郁化火，火与心气相连，风火相煽，故皮肤发红，痛如火燎；心火、肝火、湿热搏结，阻遏经络，气血不通，脉络阻塞，故痛剧。

6. 疏肝益气散加减

【原料组成】香附 7 克，柴胡、黄芩、当归、郁金各 8 克，白芍 18 克，川芎、延胡索各 11 克。

【用量用法】水煎服，每日 1 剂，早晚各服 1 次。

【主治功效】清热解毒，通络止痛，理气活血，益气扶正。适用于带状疱疹及后遗神经痛。

【方义简释】方中的柴胡疏肝解郁，现代药理研究证明柴胡对于体液免疫和细胞免疫均有增强作用；黄芩可清解肝热及解毒邪；当归、白芍柔肝养血理气，缓急止痛；延胡索、郁金、香附、川芎活血止痛。诸药合用，共奏活血理气、益气扶正、清热解毒、通络止痛之功。

【方中按语】带状疱疹多发于老年人，且有气滞血瘀之象，故本病病机实为本虚标实。本虚主要是老年身体抗病能力下降，致使气血亏虚。年老体衰，阴精阳气俱不足，气血亏则脉道不利，成为易患带状疱疹后遗神经痛的内在因素。

第六章 肝胆病老药方

　　肝胆病是指涉及肝脏和胆道系统的各种疾病，包括肝癌、肝硬化、脂肪肝、胆结石、慢性肝炎、急性肝炎、慢性胆囊炎、急性胆囊炎等。这些疾病可以影响肝脏和胆道的结构和功能，导致不同程度的症状和并发症。

　　肝胆病出现的症状有：一是消化功能异常。患者的食欲降低，厌恶油腻食物，出现恶心呕吐、便秘等症状。二是精神异常。出现乏力、疲倦并且嗜睡。三是出现皮肤病症。

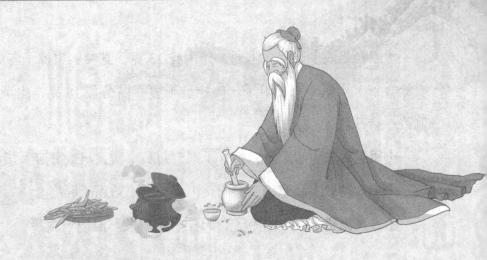

第一节　肝癌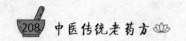

　　肝癌即肝脏恶性肿瘤，可分为原发性和继发性两大类。原发性肝脏恶性肿瘤起源于肝脏的上皮或间叶组织，是高发的、危害极大的恶性肿瘤；继发性肝癌称为肉瘤，与原发性肝癌相比较为少见。继发性或称转移性肝癌，指全身多个器官起源的恶性肿瘤侵犯至肝脏。一般多见于胃、胆道、胰腺、结直肠、卵巢、子宫、肺、乳腺等器官恶性肿瘤的肝转移。

1. 泻下攻毒汤

　　【原料组成】柴胡、木通、泽泻各 13 克，党参、川楝子各 16 克，蜈蚣 3 条，全蝎 6 克，附子、肉桂、干姜、白芍各 18 克，生黄芪、熟地黄、赭石各 28 克。

　　【用量用法】水煎服，每日 1 剂，每日 2 次，早晚分服，饭后服。

　　【主治功效】散寒化瘀温阳，泻下攻毒。适用于肝癌。

　　【方义简释】方中的附子、肉桂、干姜散寒温阳；党参、生黄芪、熟地黄、白芍补气血扶正；柴胡、川楝子、赭石、全蝎、蜈蚣调肝气以理肝活血；泽泻、木通用以利水。诸药共奏温阳扶正益气、破瘀泻利攻毒之功，而获消积治癌之效。

【方中按语】临床观察表明，肝癌患者大多存在脏腑气血亏虚，病变日久，虚弱更重。尤其是晚期患者常因虚致病，又因病致虚，形成恶性循环。一般临床经手术、放疗、化疗以后，常表现为精血耗伤，元气受损，面削形瘦等阴阳、气血双亏之证，正气虚衰，邪气亢盛，又可导致肿瘤的扩散和复发，从而加重病情。因此，扶正抑瘤是治疗肿瘤的重要原则。

2. 化瘀解毒汤

【原料组成】白术、莪术、柴胡、大黄各 13 克，党参、薏苡仁、白花蛇舌草、半枝莲各 28 克，鳖甲、穿山甲（代用品）各 16 克，蜈蚣 2 条。

【用量用法】水煎内服，每日 1 剂，每日 2 次温服，30 天为 1 个疗程。

【主治功效】活血化瘀，健脾利湿，解毒散结。适用于肝癌。

【方义简释】方中的党参、薏苡仁、白术利湿健脾；柴胡、莪术理气疏肝；大黄化瘀活血；鳖甲、穿山甲（代用品）、白花蛇舌草、半枝莲、蜈蚣解毒散结。同时，上述诸药经药理研究证实，均有直接或间接抑制癌细胞生长的作用。全方用药攻补兼施、辨证辨病相结合，故而可取得较好疗效。

【方中按语】弥散性肝癌，病变范围广泛，多伴有肝硬化、肝功能受损，为手术、放疗、化疗、介入等治疗带来一定的困难。上述治疗方法往往都难以施行，预后均较差。但弥散性肝癌，从临床角度来看，恶性程度均较低，进展较为缓慢。如果用适当的中药配合辅助治疗，往往会收到较为理想的治疗效果，能最大限度延长患者的生命。

3. 扶正祛邪汤

【原料组成】丹参、白术、三棱、莪术、炒山楂、炒神曲、炒麦芽、炙甘草各 13 克，黄芪、党参、茯苓、龟板、鳖甲、茵陈、柴胡、泽泻各 16 克，白花蛇舌草 28 克。

【用量用法】水煎内服，每日 1 剂，每日 2 次温服。15 天为 1 个疗程，总共治疗 3 个疗程以上。

【主治功效】祛邪扶正，软肝散结。适用于弥散性肝癌。

【方义简释】方中的黄芪、党参活血补气扶正；丹参活血；柴胡理气疏肝；白术、茯苓益气健脾；龟板、鳖甲软坚；三棱、莪术散结祛瘀；茵陈、泽泻利湿；白花蛇舌草解毒；炒山楂、炒神曲、炒麦芽消食；炙甘草健脾并调和诸药。上方诸药共收祛邪扶正，散结软肝之效。

【方中按语】肝癌之起因，一为长期情志抑郁，肝失条达；二为邪毒内侵（包括饮食污染、乙型肝炎病毒及化学物品等）。肝气郁结导致气机不畅、血行瘀滞，终而形成肝郁脾虚、血瘀毒结之恶性循环。在肝癌的治疗过程中要时刻告诫患者保持良好的心态是取得疗效的关键，因为很多患者的病情恶化与精神因素有关。

4. 健脾和中汤

【原料组成】郁金 11 克，茯苓 16 克，醋柴胡、川楝子、白术、陈皮各 13 克，黄芪、白花蛇舌草、白芍各 28 克，党参 18 克，大枣、炙甘草各 6 克。

【用量用法】每日 1 剂，水煎取 400mL，分 2 次服，早晚各 1 次，30 日为 1 个疗程。

【主治功效】疏肝柔肝，健脾和中，利湿清热，解毒抗瘤。适用于肝癌。

【方义简释】本方以党参、黄芪、白术、茯苓、大枣、炙甘草和中健脾，以醋柴胡、郁金、川楝子、白芍、陈皮柔肝疏肝，结合白花蛇舌草解毒清热利湿抗肿瘤的基本方，并随证加减。治疗结果表明，健脾和中汤能明显改善中晚期肝癌患者的临床症状，虽然其体征改变不显著，而且肿块缩小率不及化疗，但肿瘤的稳定率较高，患者的一般状况及平均生存时间明显优于化疗。

【方中按语】原发性肝癌是难治性疾病，由于病情发展迅速，患者就诊时多数已不适于根治性切除。近年来开展的肝动脉灌注加栓塞疗法有较好的近期疗效，但远期疗效仍不能令人满意。因此，寻找有效的中医中药治疗显得尤为重要。

5. 化痰利水丸加减

【原料组成】熟地黄 24 克，茯苓、牡丹皮、泽泻、山药各 11 克，

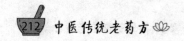

山茱萸 11 克。

【用量用法】清水浸泡方药约 30 分钟，然后用武火煎药至沸腾，再以文火煎煮 30 分钟，阿胶冲服。每日 1 剂，分 3 次温服，6 剂为 1 个疗程，需用药 18 ～ 25 个疗程。

【主治功效】化痰利水、滋补阴津。适用于肝癌。

【方义简释】方中的熟地黄滋阴补肾，补肝养血，益髓填精；山药补脾益胃，生化气血，助熟地黄补阴血得气而化生；山茱萸补养肝肾，强筋健骨，固精涩气，滋补壅滞气机；泽泻泻熟地黄壅滞之气，以使熟地黄更好地滋补阴血；茯苓健脾渗湿，既助山药益肾补气健脾，又使山药固脾不恋湿；牡丹皮既能清热补虚，又能使山茱萸温阳不助热。

【方中按语】中医根据患者胁肋胀痛、夜间痛甚辨为瘀，再根据患者胁肋胀痛、情绪低落辨为气郁，因倦怠乏力、脉沉弱辨为气虚，又因口苦口渴、舌质红辨为热，以此辨为郁瘀虚热证。上药益气清热调气，相互为用，以取其效。

6. 调理肝脾汤加味

【原料组成】赤芍、党参各 28 克，柴胡 11 克，白术、茯苓各 16 克，法半夏、陈皮各 13 克，甘草 6 克。

【用量用法】水煎服，每日 1 剂，水煎至 300mL，每日 2 次，早晚分服，25 剂为 1 个疗程。

【主治功效】健脾和胃，疏肝理气，破瘀止痛，软坚散结。适用于原发性肝癌。

【**方义简释**】方中的柴胡、赤芍理气疏肝，柔肝养血，化瘀活血，保护肝细胞，加强肝细胞再生和抗肝纤维化；陈皮、法半夏和胃健脾，降逆止呕，可增加食欲和减轻呕吐反应；党参、茯苓、白术、甘草补中益气，养胃健脾，培补"后天之本"，提高消化与吸收功能，对增强体质起着至关重要的作用；赤芍与甘草配合起缓急止痛作用。

【**方中按语**】目前，大部分的原发性肝癌患者就诊时已到中晚期。中晚期肝癌属中医学"积聚""痞块"范畴，肝郁脾虚、瘀血阻滞为其主要病机，治疗重点是调理肝脾两脏。

第二节　肝硬化

肝硬化是一种慢性、进行性的疾病，主要发生在肝细胞广泛坏死的基础之上，由肝脏纤维组织弥漫性增生，形成多种问题如结节、假小叶，以至于肝脏的正常结构和血供受到破坏。此疾病的高发群体为20~50岁的男性，其主要病因包括乙型肝炎病毒感染、长期酒精中毒、非酒精性脂肪性肝病等，肝硬化根据造成的原因不同可被分为多种类型，如病毒性肝硬化、酒精性肝硬化等，也可以分为代偿期肝硬化和失代偿期肝硬化。

肝硬化的症状表现多种多样，早期可能无症状，或有乏力、食欲减退、腹泻等非特异性的表现。随着病变进展，患者可能出现黄疸、消瘦、乏力、腹水、昏迷等症状。引起病毒性肝硬化的主要是乙型、丙型和丁型肝炎病毒，具有一定的传染性，传播途径包括血液传播、体液传播和母婴传播等。

1. 疏肝健脾汤

【原料组成】炒白术、半边莲、丹参、茯苓皮各28克，地鳖虫4克，赤芍、大腹皮各16克，柴胡13克，炮穿山甲（代用品）、炒枳壳、陈皮、甘草各6克，黄芪18克。

【用量用法】水煎服，每日1剂，每日2次，早晚分服。

【主治功效】健脾疏肝，利水消肿，行气活血。适用于肝硬化。

【方义简释】本方采用黄芪、炒白术益气健脾，降浊升清；丹参、地鳖虫、炮穿山甲（代用品）通络活血；柴胡、赤芍、炒枳壳、甘草理气疏肝；茯苓皮、大腹皮、半边莲、陈皮行气消肿利水。诸药合用，共奏健脾疏肝、活血行气、消肿利水之功。

【方中按语】肝硬化腹水在中医学上属臌胀，以水停、血瘀、气滞为标实，脾虚为本，故有"肝病传脾""水唯畏土"之明训。脾虚失其运化之职，使清阳不升，水谷之精微不能输布以奉养五脏。浊阴不降，水湿不能转输以排出体外，蕴结中焦而成臌胀。故其治疗以疏通三焦为立方之本。

2. 软肝利湿汤

【原料组成】红花、赤芍各11克，当归、穿山甲（代用品）（先煎）、桃仁各16克，丹参、牡蛎（先煎）、生黄芪、泽泻各28克，白术23克，鳖甲（先煎）、茯苓、葶苈子、大腹皮各18克，青皮13克。

【用量用法】水煎服，每日1剂，每剂煎2次，早晚分服。

【主治功效】软肝利湿，益气健中。适用于肝硬化。

【方义简释】方中的生黄芪、白术有健中益气、消肿利水之功。《本草汇言》曰："白术，乃扶植脾胃，散湿除痹，消食除痞之要药也。"中医药理研究证实：白术、鳖甲均能纠正白蛋白、球蛋白的比例，保护肝细胞。大腹皮、茯苓入脾胃经，化湿健脾，消肿利水。红花、赤芍、当归、穿山甲（代用品）、桃仁、丹参都具有活血化瘀的功效；牡蛎具有降脂的功效，泽泻、葶苈子有利水渗湿、化浊降脂、行水消肿的功效；青皮能疏肝破气、消积化滞。全方诸药相配，具有化瘀柔肝、攻下逐水之效，临证时需随证施治，灵活运用，每获良效。

【方中按语】肝硬化伴腹水属中医学"臌胀"范畴，为肝、脾、肾三脏受损，气滞血瘀水蓄而成。《兰室秘藏·中满腹胀论》认为"臌胀皆由脾胃之气虚弱，不能运化精微而制水谷，聚而不散而成胀满。"其脾虚是本，气滞血瘀水蓄是标。

3. 活血利气汤

【原料组成】当归15克，丹参、黄芪各18克，赤芍11克，桃仁、穿山甲（代用品）各13克，土鳖虫、败酱草、山豆根、虎杖、黄精、三棱、莪术各16克。

【用量用法】水煎服，每日1剂，每日2次，早晚分服。

【主治功效】活血养血，软肝散结。适用于肝硬化。

【方义简释】方中的黄芪、当归、黄精益气养血补血；丹参、赤芍、桃仁、三棱、莪术、穿山甲（代用品）、土鳖虫化瘀活血，以上诸药均有明显的抗肝纤维化的作用；败酱草、虎杖、山豆根利湿清热。诸药共奏活血养血、散结化瘀之功，故可取得较好疗效。

【方中按语】肝硬化属中医学"症瘕""积聚""臌胀"范畴。气虚血瘀是肝硬化的病理基础，运用中西医理论去认识探讨肝硬化的病理是治疗的前提，精心筛选有效而不良反应小的药物是治疗肝硬化的关键，单纯使用破瘀之法是治疗肝硬化的大忌。

4.行气化瘀汤

【原料组成】制大黄、桃仁、土鳖虫各 7 克，苍术、白术、川牛膝、怀牛膝、防己各 28 克。

【用量用法】水煎服，每日 1 剂，每日 2 次，早晚分服。

【主治功效】利湿健脾，化瘀活血。适用于肝硬化。

【方义简释】方中的苍术、白术益气健脾；防己利水胜湿，有通利小便之功；川牛膝、怀牛膝、土鳖虫、桃仁、制大黄入肝经，破血逐瘀、软坚散结。诸药配伍，共奏扶脾土、散瘀行血、化瘀除积、通利水道之功，组方攻中有补，补而不腻。

【方中按语】肝硬化腹水属中医学"臌胀"范畴，其病变较为复杂，治疗也十分棘手。本病的成因不外肝、脾、肾三脏受病，气血瘀积，而又与脾的关系最为密切，故治疗当从脾入手。控制腹水，改善肝功能，升高白蛋白是治疗本病的关键，应以扶正祛邪为主。

5.健脾养肝汤

【原料组成】党参、白术各 15 ～ 28 克，生黄芪 30 ～ 50 克，丹参、赤芍各 10 ～ 28 克，莪术、郁金各 13 克。

【用量用法】水煎服，每日1剂，水煎2次，混匀分2次服。

【主治功效】养肝健脾，活血利湿。适用于肝硬化。

【方义简释】方中的生黄芪、党参、白术益气健脾为君药，中医药理研究证实，三药有提高免疫功能、改善肝功能、提升肝细胞修复能力的作用。郁金、莪术、丹参、赤芍有活血化瘀利气、抗肝纤维化的作用。全方养肝健脾、利气活血、清利水湿，故疗效较好。

【方中按语】中医学认为肝硬化的形成，与肝、脾、肾三脏功能障碍有关，其主要病变在于气滞血瘀、水湿内停，日渐胀大发为臌胀。肝硬化腹水以水停为标，肝脾血瘀为本，所以腹水期以治水为先，勿忘化瘀柔肝，化瘀柔肝才是治病之本。

6. 消痞化积汤

【原料组成】鳖甲、龟板、益母草、泽兰、泽泻、猪苓各18克，黄芪、薏苡仁、茯苓、茯苓皮各28克，丹参、赤芍、柴胡、厚朴各16克，广三七、地鳖虫各13克。

【用量用法】水煎服，每日1剂，每日2次，早晚分服，30天为1个疗程。

【主治功效】健脾益气，祛瘀清胀，化湿利水。适用于肝硬化。

【方义简释】方中的黄芪升阳益气，化湿健脾；茯苓、薏苡仁利湿淡渗；猪苓、泽泻、茯苓皮消肿利水；柴胡、厚朴解郁疏肝，化湿理气；丹参、赤芍、益母草、泽兰化瘀活血，消肿利水；地鳖虫、广三七活血逐瘀；鳖甲、龟板散结软坚，化积消痞。诸药合用，共奏健脾益气、化湿利水、祛瘀清胀之功。

【方中按语】肝硬化腹水以肝、脾、肾三脏为病变中心，初则气血瘀滞、血脉壅塞，继则癥散为臌，病邪日进，正气日衰，其腹水出现，往往是晚期之征兆。消退腹水，减轻临床症状，乃治疗之关键。肝硬化患者在证候上既有脾胃虚弱，又有水湿偏盛，因此在治疗上既要益其气，又要祛其邪。

7.软坚消瘀方

【原料组成】制黄精、党参、北沙参、川郁金各 11 克，延胡索、生黄芪各 16 克，炙鳖甲、羊蹄根、仙鹤草、焦白术各 28 克，茯苓 24 克，牡丹皮、麦冬、莪术、大腹皮、炙龟板各 7 克。

【用量用法】水煎服，每日 1 剂，每日 2 次服，连续服用 3 个月为 1 个疗程。

【主治功效】软坚消瘀，滋补肝肾，健脾益气。适用于肝硬化。

【方义简释】方中的制黄精、北沙参、麦冬、炙龟板滋肾补肝，滋水以涵木；炙鳖甲消痞软坚；延胡索行血中气滞；川郁金行气中血滞；牡丹皮化瘀凉血；莪术消痞破瘀，又能开胃健脾；羊蹄根生新祛瘀；仙鹤草凉血补血止血；党参、生黄芪、焦白术补脾；茯苓淡渗健脾利湿；大腹皮行气宽中，消肿利水。

【方中按语】本方有活血化瘀、柔肝健脾、益气养阴、利湿消胀之功。对改善肝脏微循环，降低门静脉高压，促进肝细胞再生及白蛋白合成有良好的效果，对改善自觉症状疗效更为明显。同时对改善酶谱、降低血清总胆红素有显著疗效。

第三节　脂肪肝

脂肪肝，也称脂肪性肝病，是由各种原因，如遗传易感性、环境因素和代谢应激引起的，以肝细胞脂肪变为基本病理特征的疾病。它可以分为酒精性脂肪性肝病、非酒精性脂肪性肝病和特殊类型脂肪肝，其中以非酒精性肝病最常见。患病的人群主要是肥胖、代谢综合征、2 型糖尿病以及长期过量饮酒者。

脂肪肝的症状主要取决于病害程度。大多数慢性脂肪肝，如酒精性或非酒精性肝病，起初多无症状，但随着病情发展可能会出现肝脏增大甚至肝硬化的症状。急性脂肪肝则表现为类似于急性重症肝炎和肝功能衰竭的症状。

1. 活血化瘀方

【原料组成】丹参、泽泻、白术、茯苓、金钱草各 28 克，川芎 11 克，郁金、延胡索、三七参、生山楂、决明子、玉米须各 16 克。

【用量用法】水煎服，每日 1 剂，每日 2 次，分早晚服。

【主治功效】健脾疏肝。适用于脂肪肝（肝郁脾虚型）。

【方义简释】方中的泽泻、丹参利湿化浊、化瘀活血为君药；白术、茯苓健脾利湿、化浊降脂；三七参、生山楂、川芎化瘀活血、消积降脂，共为臣药；延胡索、郁金、金钱草、玉米须疏肝解郁、行气止痛、利胆退黄；决明子润肠清肝、通便降浊，共为佐使。全方配伍共奏利湿化浊、化瘀活血、健脾疏肝之功。

【方中按语】本病多因饮酒过度、嗜食肥甘，或感染湿热疫毒等，或病后失养，脾胃受损，湿浊郁滞肝胆所致。病在肝、脾，日久则累及肾脏。瘀浊互结是主要病理因素，故治以化瘀涤浊为基本法则。

2. 清肝滋肝汤

【原料组成】月季花、柴胡各 13 克，赤芍、枳壳、山楂、郁金、丹参、茯苓、何首乌、决明子、枸杞子、黄精、苍术、陈皮、莪术各 18 克。

【用量用法】水煎服，每日 1 剂，每日 2 次温服。30 日为 1 个疗程，一般连用 3 个疗程，最长者为 6 个疗程。

【主治功效】健脾疏肝，祛脂化瘀。适用于脂肪肝。

【方义简释】方中的柴胡、枳壳理气疏肝；赤芍、丹参、郁金、莪术、月季花入肝经，祛瘀活血；苍术、陈皮、茯苓、山楂消食健脾除湿浊；枸杞子、黄精、何首乌、决明子滋肝清肝。诸药配合，共奏祛脂疏肝、健脾理血之功。

【方中按语】脂肪肝是肝脏脂蛋白代谢紊乱，三酰甘油大量堆积于肝脏而致的一种病理改变，该病发病率近年来逐渐增高，发病年龄越来越小，可演变为脂肪性肝炎、脂肪性肝硬化，对人体的危害极大。中医学认为，本病多因过食肥甘厚味，过量饮酒以致伤及脾胃，脾失健运，肝失疏泄，气机不畅，气滞血瘀，痰瘀互结，瘀滞于肝络而形成。

3. 保肝降酶汤

【原料组成】白芍、人参、炒莱菔子各11克，柴胡、炙甘草各6克，炒枳实、炒白术、陈皮、半夏、茯苓、女贞子各13克，生山楂、连翘、神曲、生麦芽、泽泻、决明子、干荷叶、丝瓜络、夏枯草各16克。

【用量用法】水煎服，每日1剂，煎2次，分2次服。30天为1个疗程，连续服用1~2个疗程。

【主治功效】降酶保肝。适用于肥胖性脂肪肝。

【方义简释】本方以四逆散疏散肝气，四君子汤健脾行气，保和丸化滞利痰，加用含有齐墩果酸的女贞子、丝瓜络、夏枯草降酶保肝，能够提高人体脂质代谢；决明子、生山楂、泽泻、干荷叶降脂抑脂，故对脂肪肝有较好的疗效。

【方中按语】脂肪肝是肝细胞内三酰甘油超过正常含量所致，可由许多因素引起，如嗜酒、肥胖、糖尿病、高脂血症、营养障碍、药物或化学毒物等。现代医学认为，单纯脂肪肝，其进展速度缓慢，转变成肝纤维化和肝硬化的可能较小。脂肪肝的积极治疗很有必要，特别是脂肪性肝炎。对脂肪肝的治疗可采用控制饮食、调整生活和中药治疗的方式，三者可共同增效。

4. 养肝理脾方

【原料组成】吴茱萸 4 克，黄连、大黄各 6 克，蒲公英、败酱草各 18 克，郁金、山楂各 16 克。

【用量用法】水煎服，每日 1 剂，每日分 2 次服。

【主治功效】利胆疏瘀，养阴温肝，解酒精毒。适用于酒精性脂肪肝。

【方义简释】方中的吴茱萸温肝升阳，助肝疏泄，为主药；大黄性寒味苦泻脾，为臣药；山楂味酸、甘，以助肝阴；黄连清心退热，泻火除烦；蒲公英、败酱草清热解毒；郁金行气活血，解郁疏肝。

【方中按语】脂肪肝的治疗以理脾扶肝为法。养肝理脾方贯彻"理脾扶肝"的理论，在临床运用中，取得良好效果。所有患者治疗期间应清淡饮食，忌酒。

5. 化湿健脾汤

【原料组成】白术、茯苓各 18 克，柴胡 11 克，山楂、黄芪、干荷叶各 16 克，陈皮、法半夏各 13 克，穿山甲（代用品）4 克。

【用量用法】水煎服，每日 1 剂，首煎加水 400mL，煎 30 分钟，取汁 150mL，再煎加水 300mL，煎 20 分钟，取汁 150mL，将两次水煎液混合，分 2 次早晚口服，60 天为 1 个疗程。

【主治功效】化湿健脾利浊，疏肝活血通络。适用于脂肪肝。

【方义简释】方中的柴胡、白术、黄芪健脾疏肝；山楂、穿山甲

（代用品）活血通络，祛除肝经之瘀结；茯苓利水渗湿，健脾；干荷叶利湿通便；陈皮理气健脾；法半夏燥湿化痰。全方共奏健脾疏肝、利降湿浊、通络活血之功，故对脂肪肝的治疗有卓效。

【方中按语】脂肪肝是由起居无常，饮食不节而导致的。脂肪肝患者所出现的胁腹闷胀、食欲不振、嗳气、恶心欲呕、倦怠乏力、舌胖大或紫黯等，正是肝郁脾虚的征象，故立疏肝活血、健脾除湿之法。

6. 化痰泄浊汤

【原料组成】白术、神曲、茵陈各 18 克，柴胡、枳实各 13 克，茯苓、莱菔子各 16 克，半夏、白芥子各 11 克，海藻 60 克。

【用量用法】每日 1 剂，水煎约 400mL，分 2 次服用，早晚各 1 次。3 个月为 1 个疗程，治疗 1 个疗程后统计结果。

【主治功效】泄浊化痰，消食健脾。适用于脂肪肝。

【方义简释】方中的柴胡疏肝解郁；海藻、白芥子、莱菔子、枳实、茵陈泄浊化痰；白术、茯苓、半夏健脾利湿；神曲健脾消食、化酒食陈腐之积。诸药合用，使肝得疏泄，脾得健运，痰化浊泄，调畅气血，积消结散。

【方中按语】中医学认为，脂肪肝的病机多为饮食不节，致脾失健运，湿聚生痰，痰阻气滞，肝失疏泄，气血运行失常，痰浊气血相搏，故以泄浊疏肝为法。

7. 补肝降脂方

【原料组成】陈皮、苍术、半夏各 7 克，茯苓、泽泻、炙鸡内金、生山楂、决明子、枸杞子、制何首乌、杜仲、丹参各 16 克。

【用量用法】水煎服，每日 1 剂，每日 3 次温服。

【主治功效】补肝降脂，补肾活血。适用于脂肪肝。

【方义简释】方中的苍术、陈皮、半夏、茯苓、泽泻、炙鸡内金利湿健脾；生山楂、决明子、枸杞子有补肝降脂之功；杜仲、制何首乌、丹参可活血补肾，协助扶正降脂。

【方中按语】肥胖性脂肪肝在中医学中没有专篇论著，其类证治疗虽散见于"胁痛""积聚""黄疸"等门类，但其病机核心皆言归"痰浊"。

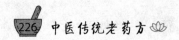

第四节　慢性肝炎

慢性肝炎是指由不同病因引起的，病程至少持续 6 个月以上的肝脏坏死和炎症。比如感染肝炎病毒（乙肝病毒、丙肝病毒），长期饮酒、服用肝毒性药物等。临床上可有相应的症状、体征和肝生化检查异常，也可以无明显临床症状，仅有肝组织的坏死和炎症。

慢性肝炎是一类疾病的统称，病因不同，其临床特点、治疗方法以及预后结局可能有所不同。但它们也有一些共同特征：第一，肝功能反复波动，迁延不愈。第二，肝组织均有不同程度的坏死和纤维结缔组织增生。第三，病情发展的最终阶段均为肝硬化。

1.解毒活血汤

【原料组成】党参、丹参各 16 克，白花蛇舌草、白茅根各 28 克。

【用量用法】水煎服，每日 1 剂，每日 3 次温服。

【主治功效】解毒清热，化瘀活血。适用于慢性活动性肝炎。

【方义简释】慢性肝炎因湿热瘀毒未尽，故治以白花蛇舌草解毒清热，白茅根清热凉血，丹参养血活血化瘀，党参益气扶正，以提高抗病毒能力。全方用药味数不多，但组方严谨，用药得当，共奏解毒清热、活血化瘀、除湿之功。

【方中按语】中医将慢性乙型肝炎归属于"肝着"范畴，疫毒为其主要致病因素。其发病取决于病邪与人体正气相互作用的结果。邪气盛为主要矛盾时，辨证属实证，多见肝、胆、脾湿热证候明显；正气虚为主要矛盾时，辨证属虚证，多见肝、脾、肾气血精津亏损；邪正相持则为虚实夹杂证，临床最多见。

2. 养血柔肝汤

【原料组成】当归11克，白芍、柴胡、茯苓、板蓝根、败酱草各16克，甘草6克，生姜13克，红枣5枚。

【用量用法】将药用清水浸泡30分钟，每剂煎煮3次，每次煎煮30分钟，将3次所煎的药液混合。每日1剂，分3次于饭后1小时温服。

【主治功效】健脾疏肝，清热解毒。适用于急、慢性乙型肝炎，或有胁肋疼痛隐隐，或两胁胀痛不舒，中医辨证属于湿热中阻、肝郁气滞者。

【方义简释】方中的柴胡解郁疏肝；当归、白芍柔肝养血；茯苓、甘草、生姜、红枣和胃健脾，此乃逍遥散益肝健脾之意；板蓝根、败酱草解毒清热，抗菌谱较广，又兼有抗病毒作用，尤其对肝炎病毒有较强的杀灭作用，并能促进肝细胞再生，防止肝细胞变性。以上诸药相伍，既可以通过解毒清热、杀灭病菌等作用以祛邪，又可通过健脾疏肝而调动机体抗病力以扶正。

【方中按语】若见到脾肾阳虚证象者，可推导为肾精已耗，疫毒内伏，无力化解之故，用益肾精以解邪毒，可化邪于未发之先；肝硬化晚期，命火衰微，《医学正传》谓："肾元盛则寿延，肾元衰则寿夭。"

3.生地黄清肝汤

【原料组成】白芍、赤芍、滁菊、牡丹皮各7克，生地黄、水牛角、山羊角、白茅根各16克。

【用量用法】将药用水浸泡30分钟，每剂煎煮2次，每次煎煮30分钟，将两次所煎的药液混合。每日1剂，分2次于饭后温服。

【主治功效】凉血清热解毒。适用于慢性迁延性肝炎。

【方义简释】方中的生地黄养肝生血、清血热；白芍滋肝养阴、敛肝升阳；赤芍泄肝热、破血瘀；滁菊疏风散热，配伍山羊角降肝火、息肝风；水牛角性走散，入心肝胃经，清热解毒、消瘀血、治发黄、疗面黑；白茅根入血分，凉血利尿，引热下行，使邪热有所出路；牡丹皮属血分药，辛苦微寒，既散肝中伏火又清肾中相火，消瘀血、除症坚而无伤正败胃之弊。

【方中按语】中医学认为，湿热夹毒，邪毒留连，是各种病毒性肝炎致病的主要原因；正气虚损，免疫功能紊乱低下，是发病的重要病机；肝失条达，气滞血瘀，又是本病的基本病理变化。因此，本方组成采取解毒化湿、补虚、祛瘀三法合用的治疗原则，通治各种病毒性肝炎。

4. 益肾壮阳汤

【原料组成】黄芪、熟地黄各 16 克，党参、巴戟天、仙茅、淫羊藿、黄柏各 7 克，虎杖、六月雪、狼巴草各 28 克。

【用量用法】水煎服，每日 1 剂，每日 2 次。

【主治功效】壮阳益肾，解毒清热。适用于腰酸畏寒，神疲乏力，大便溏薄，食欲不振，苔薄白，脉沉细及乙型肝炎病毒抗原长期阳性者。

【方义简释】方中的黄芪、党参、熟地黄、巴戟天、仙茅、淫羊藿温肾益气壮阳；六月雪、狼巴草、虎杖、黄柏清热解毒，腹泻可加入香连丸解毒理气。诸药协用，可益肾脏精气，泻相火邪毒，而使乙肝病毒抗原转阴。

【方中按语】中医学认为，肝为将军之官，主疏泄，性喜条达而恶抑郁，为藏血之脏，体阴而用阳，是人体气机运行畅达的保证。若情志不遂，肝木失于条达，肝体失于柔和，以致肝气横逆胁痛等症随之而起。

5. 清热解毒汤

【原料组成】紫金牛、黄芪各 18 克，半枝莲 28 克，石见穿、白花蛇舌草、枳壳、白术各 16 克，柴胡 10 克，藿香 11 克，郁金、赤芍各 13 克。

【用量用法】水煎服，每日 1 剂，每日 3 次温服。

【主治功效】解毒清热，行气疏肝活血。适用于慢性乙型肝炎。

【方义简释】方中的半枝莲、紫金牛、石见穿、白花蛇舌草解毒清热；郁金、赤芍、枳壳、柴胡行气疏肝活血；黄芪、白术、藿香益气健脾、除湿。

【方中按语】慢性乙型肝炎属中医学"胁痛""黄疸""积聚"等范畴，而乙型肝炎病毒属中医学"疫毒"范畴。慢性乙型肝炎系湿热疫毒之邪留恋，迁延日久，耗伤正气所致。由于病邪的多重致病特性和患者机体素质的差异，疫毒侵入人体后其病理演变也颇为复杂，临床表现各异。

❀ 6. 健脾渗湿汤

【原料组成】太子参、薏苡仁各 28 克，焦白术、丹参、淫羊藿、砂仁（冲）、鳖甲（先煎）、赤小豆各 16 克，黄芪、茯苓、鸡内金、山药、蒲公英、白花蛇舌草各 18 克。

【用量用法】水煎服，每日 1 剂，每日 2 次温服。

【主治功效】补肾益气，健脾渗湿。适用于慢性乙型肝炎。

【方义简释】方中的太子参、黄芪、焦白术、淫羊藿补肾益气；茯苓、薏苡仁、鸡内金、砂仁、山药、赤小豆健脾利湿；佐以丹参、鳖甲通瘀软坚；蒲公英、白花蛇舌草清解余毒。痼疾宜缓图，一般患者服药 80 余剂，诸症悉除。

【方中按语】慢性乙型肝炎的病因病机多为湿热邪毒侵犯肝脾，以致肝郁气滞、脾虚、湿阻、湿浊，久伏则疾病迁延难愈，故慢性乙型肝炎病势缠绵，呈现正虚邪实、虚实夹杂的特点。现代医学检查显示免疫功能低下是发病的重要依据。故对本病的治疗，调节机体的免疫功能与抑制肝炎病毒同等重要。

第五节　慢性胆囊炎

慢性胆囊炎是由急性或亚急性胆囊炎反复发作，或长期存在的胆囊结石所致的胆囊功能异常，其发病基础是胆囊管或胆总管梗阻。根据胆囊内是否存在结石，分为结石性胆囊炎与非结石性胆囊炎。非结石性胆囊炎是由细菌、病毒感染或胆盐与胰酶引起的慢性胆囊炎。

诱发慢性胆囊炎的因素包括暴饮暴食、进食油腻食品、肥胖、脂肪肝、缺乏运动、不吃早餐和胆囊结石家族史等。约70%的慢性胆囊炎患者无明显症状，较为常见的症状是反复发作的右上腹不适或者右上腹痛，患者常在饱食、进食油腻食品后会出现腹胀、腹痛等症状。

1.利胆和胃汤

【原料组成】竹茹、茯苓、黄芩、碧玉散（滑石、甘草、青黛）各

7克，青蒿脑、仙半夏、枳壳、陈皮、白术各6克，泽泻16克。

【用量用法】用水浸泡方药约30分钟，然后用大火煎药至沸腾，再以小火煎煮30分钟。每日1剂，分3次温服，7剂为1个疗程，需用药4～6个疗程。

【主治功效】利胆和胃，清热燥湿。适用于慢性胆囊炎。

【方义简释】方中的青蒿脑清透少阳胆热；黄芩苦寒清热利湿；竹茹和胃清胆，降逆化痰；仙半夏利湿化痰，和胃降逆；茯苓健脾利湿，导湿下行；枳壳下气宽中，除痰消痞；陈皮化痰理气，开胸利膈；青黛清泄内热；滑石利湿清热；泽泻渗利水饮；白术健脾利湿，升清降浊；甘草益气和中，并调和诸药。

【方中按语】胆囊炎病机多为肝胆湿热，西医学之"胆结石""胆囊炎"，中医亦常见此种类型，多以清利肝胆湿热收效。虽不能彻底治愈，但能救急于一时。特别对不宜手术或不愿意手术治疗者，尚属可行之法。待热退黄消痛缓之后，又常以调理脾善后。

❧ 2.清热止痛汤

【原料组成】郁金、黄芩、栀子、木香、鸡内金、川楝子、延胡索、佛手、白术各13克，金钱草、枳壳、山楂各28克。

【用量用法】水煎服，每日1剂，每日2次，早晚分服。

【主治功效】清热止痛，清肝利胆。适用于慢性胆囊炎。

【方义简释】方中金钱草利胆清肝，枳壳理气宽中。余药行肝气，解湿热，止疼定痛，消食化积。中医药理研究证实：郁金、黄芩、栀子、金钱草等具有加快肝细胞分泌胆汁的作用；延胡索可使胆囊的血流量增加；川楝子能拮抗乙酰胆碱引起的收缩活动。方中诸药配伍严谨，为治疗慢性非结石性胆囊炎之良方。

3. 温阳化火汤

【原料组成】黄芩、党参各 13 克，半夏 11 克，黄连 4 克，干姜、甘草各 6 克，大枣 4 枚。

【用量用法】水煎服，每日 1 剂，每日 2 次，早晚分服。

【主治功效】理气疏肝。适用于慢性胆囊炎。

【方义简释】温阳化火汤出自《伤寒论》，以半夏为君，和胃泄，降逆消痞；黄芩、黄连苦寒泄热而和中；干姜性味辛温，温中散寒；人参（党参代）、甘草、大枣性味甘温以补脾胃之虚，复脾胃升降之机。诸药相合，辛开苦降，寒温并用，阴阳并调，使壅滞之浊邪开泄，中焦之气机调畅，则痞满胞胀之症自消。

【方中按语】慢性胆囊炎和胆结石属中医学"胁痛""胆胀"范畴。本病病机，因情志不舒或饮食失节，损伤肝脾，肝郁气滞，疏泄失常，肝气郁滞，脾虚湿困，升降失常，湿热蕴结肝胆，胆热上逆而成。因此，对于本病的治疗既要疏肝利胆解郁，又要健脾降逆止痛。

4. 温阳通经汤

【原料组成】麦冬、北沙参、当归各 7 克，生地黄 24 克，枸杞子 16 克，川芎 4 克，白芍、川楝子、桃仁、红花各 6 克。

【用量用法】用水浸泡方药约 30 分钟，然后用大火煎药至沸腾，再以小火煎煮 30 分钟。每日 1 剂，分 3 次温服，7 剂为 1 个疗程，需用药 5 ~ 8 个疗程。

【主治功效】活血化瘀，滋补阴津。适用于慢性胆囊炎。

【方义简释】本方重用生地黄滋阴养血，补肝益阴；北沙参养肝滋阴；麦冬滋肝养阴，清虚热；枸杞子滋阴养肾而涵肝木；当归补肝血而化阴；川楝子既能解郁疏肝，又能制约滋补药而不壅滞气机，还能清泄肝中郁热；白芍补血止痛缓急；桃仁、红花、川芎行气化瘀活血。

【方中按语】胆结石是引起急腹症的常见原因之一，常与慢性胆囊炎并发，发作时右上腹绞痛或伴有阻塞性黄疸，有的患者可有发热。故治疗此病可以用攻补兼施之法，以疏肝理气、清热利胆、活血行瘀为主，佐以补肝肾、健脾胃治疗而收效。

5. 养血缓急汤

【原料组成】枳实、茵陈、金钱草、郁金各 16 克，柴胡 11 克，延胡索 13 克，黄芩、栀子各 7 克，大黄 4 克，白芍 28 克，川楝子、甘草各 6 克。

【用量用法】水煎服，每日 1 剂，加水 400mL，煎取 200mL，早晚分服。

【主治功效】理气活血，疏利肝胆。适用于慢性胆囊炎。

【方义简释】方中的柴胡为少阳胆经专药，能条达肝气、解郁疏肝；配以枳实、川楝子、延胡索理气止痛活血；茵陈、金钱草清肝胆之郁火，除下焦湿热；黄芩清少阳之相火；栀子清泻三焦之火，佐以大黄逐瘀泄热，使湿热从大便出；郁金为血中之气药，能活血行气、退黄利胆；白芍、甘草柔肝抑阳、养血缓急。

【方中按语】慢性胆囊炎为临床较常见疾病，其中寒热错杂、胆胃不和占大部分。多表现为胆经郁热、胃中虚寒、气机郁滞，有胆内寄相火，易郁而化热化火的病理特点。当各种原因影响到胆腑气机的通降，则郁而化热化火，故慢性胆囊炎患者多有口苦、咽干、右胁灼热胀痛、舌红等胆经郁热的临床表现。

🪷 6.清胆调气汤

【原料组成】柴胡 24 克，天花粉 11 克，黄芩、桂枝、牡蛎、甘草、干姜、黄连、人参各 7 克。

【用量用法】用水浸泡方药约 30 分钟，然后用大火煎药至沸腾，再以小火煎煮 30 分钟。每日 1 剂，分 3 次温服，7 剂为 1 个疗程，需用药 4 ~ 6 个疗程。

【主治功效】调气清胆，兼以温阳。适用于慢性胆囊炎。

【方义简释】方中的柴胡清热调气；天花粉清热化饮；牡蛎散结软坚；桂枝通阳达气，助阳化气；黄连、黄芩清热利湿，降逆和中；干姜散寒温阳；人参补脾益胃；甘草和中益气，顾护脾胃。

【方中按语】本方为名老中医的经验方，中医无胆囊炎之称，但有相似之叙述。《黄帝内经灵枢·胀论》曰："胆胀者，胁下痛胀，口中苦，善太息。"肝为刚脏，一有郁结，气火俱升，上犯胃经，痛连胁肋。临症见此，亦多气郁所致，亦有过食油腻厚味，醇酒辛辣，湿热蕴蓄而发。故组方以理气解郁，渗湿利胆，消积化石为原则。

❧ 7.健脾降逆汤

【原料组成】大黄、枳实（炙）各10克，柴胡、黄芩各7克，白芍、木香、白术各11克。

【用量用法】水煎服，每日1剂，每日2次，早晚各服1次。

【主治功效】健脾降逆止痛，疏肝利胆解郁。适用于慢性胆囊炎。

【方义简释】方中的柴胡解郁疏肝，白芍缓急止痛，养血柔肝；木香、枳实止痛行气；白术健脾，黄芩、大黄利湿清热泻下。全方具有疏肝利胆解郁，健脾止痛降逆之效，肝疏气畅脾运而不生湿热之邪，胆腑则清宁。

【方中按语】慢性胆囊炎属消化系统疾病，常表现为脘腹或右上腹痞胀不适，或右胁胀痛，纳呆恶心，口苦泛酸，嗳气等消化不良症状。胆隶属于肝，肝胆疏泄失常，致木不疏土，脾气失运，浊邪壅塞，升降失常。饮食稍有不慎，既可导致土壅，又可反侮肝木。所以木为疏土，土壅困木，互为因果，长期反复不愈。根据临床表现，分析中医的病机，关键在于浊邪内停，中焦脾胃功能失调，气机升降失常。

第六节　急性胆囊炎

　　急性胆囊炎是发生于胆囊的急性炎症，是一种常见的消化道疾病。本病常由胆囊管梗阻和细菌感染引起，是外科中"排行第二"的急腹症，仅次于急性阑尾炎。任何年龄的人，都可能患急性胆囊炎。

　　根据病因，急性胆囊炎可分为急性结石性胆囊炎和急性非结石性胆囊炎。急性结石性胆囊炎是由胆囊结石引起的，约 90% 以上的患者有胆囊结石；急性非结石性胆囊炎不是由胆囊结石引起的，其发病率为急性胆囊炎的 5% ~ 10%。其中，急性结石性胆囊炎在女性中多见。

1.理气止痛方

　　【原料组成】栀子、大黄（后下）各 13 克，茵陈、车前草、鸡内金、海金沙、金钱草各 28 克，延胡索 11 克，泽泻 18 克，川楝子、赤芍、白芍、枳实、生地黄、柴胡各 16 克。

　　【用量用法】水煎服，每日 1 剂，每日 3 次温服，连服 7 剂为 1 个疗程。

【主治功效】理气止痛，清利肝胆湿热。适用于急性胆囊炎。

【方义简释】方中的茵陈、栀子、大黄清利湿热；延胡索、枳实、川楝子止痛理气；柴胡、泽泻、车前草、鸡内金、海金沙、金钱草疏肝消石利胆；生地黄、赤芍、白芍滋阴柔肝。诸药合用，共奏清利肝胆湿热、止痛理气之效，故获良效。

【方中按语】本病是由感受外邪，饮食失调，七情不和等致肝胆气逆，湿热壅积故胁肋胀痛；脾胃升降失调故恶心、呕吐、纳差，大肠传导失职故大便秘结。按六经辨证属少阳阳明同病。本方具有和解少阳、通泄阳明的功效。

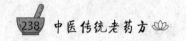 2. 理气止痛汤

【原料组成】栀子、金银花、茵陈各18克，防己、黄芩、木香、厚朴各13克。

【用量用法】水煎服，每日1剂，每日分2次口服，早晚服，1个月为1个疗程。服药期间，忌食油腻、辛辣食物及酒类。

【主治功效】解毒清热，止痛理气。适用于急性胆囊炎。

【方义简释】本方用栀子、黄芩、金银花泻火清热；防己、茵陈清热利湿；木香、厚朴止痛理气。研究证实，黄芩、栀子、金银花、厚朴有较好的抗炎作用；黄芩、栀子、茵陈有利胆作用；木香、防己、黄芩有止痛解痉作用。诸药合用共奏利湿清热、止痛理气之效。

【方中按语】急、慢性胆囊炎属于中医学"胁痛""黄疸"范畴，

多由肝胆湿热，肝络失和，胆不疏泄引起，为热证、实证，常夹瘀。根据热者寒之，实则泻之的治则，治则清热通下，令邪去正安，辅以缓急止痛，利湿退黄等法。

3.利湿清热汤

【原料组成】槟榔、炒扁豆各 16 克，金钱草、茵陈各 28 克，厚朴 11 克，枳壳、柴胡、白芍、大黄（后下）各 13 克。

【用量用法】水煎服，每日 1 剂，分 2 次空腹温服，早晚服。

【主治功效】利湿清热，行气通下。适用于急、慢性胆囊炎。

【方义简释】本方重用金钱草，其为主药，功专利胆清热，退黄解毒排石；配合茵陈蒿汤清湿利热，降瘀泄热，功专力宏；槟榔、厚朴、枳壳行气除胀消积；大黄泻下以治阳明热结；柴胡、白芍疏泄气机，缓急止痛；炒扁豆以健脾利湿。同时大黄配白芍治腹中实痛，枳壳配白芍治气血不和之腹痛烦满。本方适当随症加减，治疗急、慢性胆囊炎疗效确切。

【方中按语】慢性胆囊炎属中医学"胁痛""胃脘痛"范畴。其发生多因急性胆囊炎未彻底治愈，肝胆疏泄不利，或饮食不节，饥饱失调，素食肥甘，湿热内生，影响肝胆疏泄和脾胃运化。肝胆气滞，气机失于条达，故见右上腹疼痛，湿热瘀阻脾胃则恶心、厌油腻。肝胆湿热是其主要病机。

4.清热利胆汤

【原料组成】柴胡、白芍、川楝子、延胡索、生甘草各 9 克，黄芩、蒲公英各 15 克。

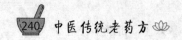

【用量用法】水煎服，每日1剂，每日2次，早晚分服，10天为1个疗程。

【主治功效】疏肝利胆、清热止痛。

【方义简释】柴胡疏肝利胆；白芍疏肝解郁；川楝子、延胡索行气止痛；生甘草补脾益气；黄芩泻火解毒；蒲公英清热解毒。

【方中按语】本方由《伤寒论》中的小柴胡汤（柴胡、黄芩、生姜、半夏、人参、炙甘草、大枣）化裁而来，方中柴胡疏肝利胆，黄芩清解少阳胆热，是小柴胡汤的基本结构，加蒲公英增强清热消痈之力。由于胆囊炎此病未见正气不足，所以去人参、大枣，一般情况很少出现呕吐，所以去生姜、半夏，胆囊炎常常伴有右胁下疼痛，所以加金铃子散（川楝子、延胡索）行气止痛，加白芍、甘草缓急止痛。

第七章 呼吸病老药方

　　呼吸系统疾病是一种常见病、多发病，主要病变在气管、支气管、肺部及胸腔，病变轻者多咳嗽、胸痛、呼吸受影响，重者呼吸困难、缺氧，甚至呼吸衰竭而致死。在城市的死亡率占第三位，而在农村则占首位。

　　呼吸系统最多见的疾病是感冒、呼吸道感染、肺炎、哮喘、慢性阻塞性肺疾病、肺癌，此外还有肺结核、气胸、肺间质纤维化、职业性肺病（尘肺、硅肺等）、胸腔积液、呼吸衰竭等。

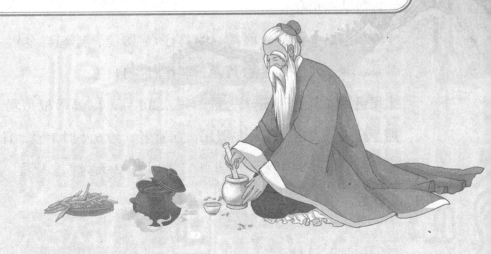

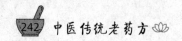

第一节　肺炎

肺炎是由于病原体侵犯肺实质，并在肺实质中过度生长超出宿主的防御能力，导致肺泡腔内出现渗出物而引发的。首发症状为呼吸急促及呼吸困难，或有意识障碍、嗜睡、脱水、食欲减退等。

肺炎的发生和严重程度主要由病原体因素和宿主因素之间的平衡决定的。其中，以细菌性和病毒性肺炎最为常见。广义上，肺炎可由病原微生物、理化因素、免疫损伤、过敏及药物所致。

1. 散结利咽散

【原料组成】桔梗、薄荷、牛蒡子各18克，连翘、金银花各28克，甘草、淡豆豉各16克，竹叶、荆芥穗各11克。

【用量用法】上药研末为散。每次18克，以鲜苇根煎汤代水煎药，煎至药香气大出，即趁热服用。病重者，约6小时1服，日3服，夜1服；轻者8小时1服，日2服，夜1服；3天为1个疗程，可连续用2个疗程。

【主治功效】清热解毒，辛凉透表。适用于急性支气管炎、肺炎、流行性感冒、腮腺炎、百日咳、急性喉头炎以及乙型脑炎等属外感温邪的疾病。

【方义简释】方中的金银花、连翘解毒清热，轻宣透表，用为主药；荆芥穗、薄荷、淡豆豉表邪辛散，透热外出，是为臣药；荆芥穗性味辛温，但温而不燥，且与金银花等辛凉解毒药物同用，则可增强发表之功；牛蒡子、桔梗、甘草能解毒清热，利咽散结；竹叶性味甘凉轻清，生津清热而止渴，均用为佐药；甘草补中又能调和诸药，兼为使者。全方性味辛凉解表，与清热解毒药物共同组方，可用于风热温邪诸证。

【方中按语】对于病毒性肺炎，目前尚无有效的抗病毒西药，早期应用大量抗生素不但无效，反而引起不良反应，而用中药配合西药的支持疗法，不但疗效好、病程短，而且避免了很多不良反应。值得临床推广。

2. 定喘除痰散

【原料组成】石膏、败酱草、鱼腥草各28克，蒲公英、紫花地丁、葶苈、桑白皮各16克，薄荷6克（后下），冬瓜仁、麻黄、桃仁、杏仁、野菊花、金银花、青天葵各11克。

【用量用法】水煎服，每日1剂，每日分3次服。

【主治功效】清热解毒，宣肺化痰。适用于肺炎。

【方义简释】本方由千金苇茎汤合麻杏石甘汤、五味消毒饮加减而成。方中的麻杏石甘汤宣肺清热，除痰定喘，五味消毒饮加鱼腥草、败酱草加强清热解毒泻火的作用，更用薄荷解表，使邪从汗出。临床上治疗大叶性肺炎，或其他肺热喘咳等疾病，即便发热温度较高，病情较重，亦可用本方治疗。

【方中按语】中医学认为，肺炎一证，临床多见痰热壅肺，炎症多属热证、实证。但"炎"不可与"热"等同。即使是急性期其辨证也不可局限于"热"，应考虑多种病因病机。作者在临床也曾用小青龙汤加味治愈多例肺炎患者，可见炎症绝非皆属热证，此为病之变。此种变异多由素体禀赋不足，阳气素虚，感邪后正气无力抗争，或外感寒邪偏重等多种原因所致。临证不可不察，须当因变而变，不可被"炎"字所束。

3. 清解通腑汤

【原料组成】鱼腥草、金银花、鸭跖草各 28 克，野荞麦根 60 克，黄芩 16 克，细柴胡、广郁金、生大黄（后下）各 9 克。

【用量用法】水煎服，每日服药 2 剂，早晚各 1 剂。

【主治功效】清解通腑。适用于肺炎。

【方义简释】方中的鱼腥草、金银花、鸭跖草、野荞麦根、黄芩解毒清热；细柴胡伍金银花可透邪清热；广郁金行气开郁，气行有助于热解；生大黄通腑泄热，又可解肺之郁热。

【方中按语】中医学认为，肺炎为风温犯肺，肺热壅盛型咳嗽。因风温之邪犯肺，故见发热恶寒；肺热较盛，肺失宣肃，故见咳嗽、胸痛，口渴喜饮；因肺手太阴之脉，起于中焦，下络大肠，还循胃口，上膈，属肺。肺胃有支脉相连，故见纳呆；肺与大肠为表里，肺热下移大肠，故见便秘，然便秘结肠中积热，又加重肺热壅盛。故治当清热解毒兼以通腑。

🪷 4.宣肺开郁方

【原料组成】重楼、金银花、滑石、黄芩各 24 克，生石膏 28 克，连翘 16 克，佩兰、石菖蒲、瓜蒌仁各 11 克，麻黄、郁金、清半夏、乳香各 9 克，羚羊粉 1.2 克，琥珀 0.9 克（后 2 味冲服）。

【用量用法】水煎服，每日 1 剂，每日分 2 次服。

【主治功效】宣肺开郁，清热解毒。适用于各种肺炎。

【方义简释】方中的金银花、连翘可解毒清热，配麻黄又可宣肺透邪，配生石膏、黄芩、重楼、羚羊粉可加重解毒清热之力，防止暑热之邪逆传心包而变生他证；滑石以利湿清热，使暑热之邪从小便而解；佩兰可清暑化湿；石菖蒲、瓜蒌仁、清半夏化痰开郁；琥珀可宁心安神；郁金、乳香行气止痛化瘀。

【方中按语】肺炎为肺热痰阻型风温案。由于暑热袭肺，肺气已闭，化热酿毒，热毒内蕴，炼液为痰，故见头痛，高热，舌质红，苔黄腻，脉弦滑而数；暑热之邪最易伤津耗液，故见口渴喜饮。

🪷 5.清肺养肺方

【原料组成】全瓜蒌、野荞麦、鸭跖草、鱼腥草各 16 克，酸浆草、黄芩、旋覆花（包）各 9 克。

【用量用法】水煎服，每日 1 剂，每日分 2 次服，早晚各 1 次。

【主治功效】化痰截咳，宣清肺热。适用于肺炎。

【方义简释】方中的鸭跖草、鱼腥草、野荞麦、酸浆草 4 味药，有

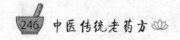

解毒清热、散结消痈之功，有良好的杀菌作用，是控制肺部炎症的药物；黄芩擅清肺热，直折温邪；旋覆花、全瓜蒌化痰肃肺。

【方中按语】中医学认为，肺炎多为温邪壅遏，痰热交阻于肺，外感温病初起在卫，当汗散截邪，若失去散表机会，无形温邪蕴肺而已成有形实质性病邪时，虽脉浮则不能再表散，以免徒伤其津，而宜直化痰热，快速截邪于肺，防止进一步逆变。

第二节　肺癌

原发性支气管肺癌，简称肺癌，起源于气管、支气管黏膜或腺体，是最常见的肺部原发性恶性肿瘤。根据组织病理学特点不同，可分为非小细胞癌和小细胞癌。其中，非小细胞肺癌主要包括腺癌和鳞癌两个亚型。

肺癌属于中医学"肺积""咳嗽""咯血"等范畴。从临床实践中观察到，肺癌患者在咳嗽的同时，常伴有发热、咳痰、咯血、胸痛、口干咽燥、五心烦热、潮热、盗汗、消瘦、舌红少苔、脉细数等症状。

1. 调和解毒汤

【原料组成】太子参 28 克，黄芪 28～60 克，麦冬、石斛各 16 克，蜈蚣 2～4 条，守宫 2～4 条，红枣、甘草各 13 克。

【用量用法】水煎服，每日 1 剂，每日分 2 次服，连续服用 30 剂为 1 个疗程。

【主治功效】养阴益气。适用于肺癌。

【方义简释】本方取黄芪、麦冬为君，养阴益气；太子参、石斛为臣，助芪麦补气阴；佐蜈蚣、守宫剔毒搜毒，以毒攻毒；以红枣、甘草为使，二者为解毒调和峻毒之品，辛温走窜、易耗气伤津，但与补气养阴药相伍，可奏补不留毒、攻不伤正之效。

【方中按语】中医学认为，晚期肺癌，证属本虚标实，本虚以气阴亏虚为多，标实以癌毒内蕴为重，夹瘀夹痰。治疗以养阴益气攻毒为法。毒虫类药多辛温有毒，如蜈蚣、守宫、全蝎、蟾皮等治疗肺癌，经临床观察疗效优于化痰活血药，毒虫类药治疗肺癌的价值有待进一步研究。

2. 消癌散结汤

【原料组成】生天南星（包）、生半夏（包）各 28 克，川贝母、杏仁、青黛（包）、海蛤粉（包）各 13 克，白英、漏芦各 18 克，桔梗、甘草各 6 克，瓜蒌 50 克。

【用量用法】生半夏、生天南星先煎 2 小时，然后下其他药。水煎服，每日 1 剂，每剂分 2 次服用，每次约 200mL。3 剂为 1 个疗程，一般用 2 个疗程。服用期间忌烟、酒及辛辣食物。

【主治功效】清热燥湿，止咳化痰。适用于各期肺癌出现的咳嗽、咳白痰、神疲乏力、胸闷气短等症状。

【方义简释】方中的君药生半夏、生天南星，具有利湿化痰、散结消癌的作用。臣药漏芦、白英具有抗癌清热、清肺泄热的功效。佐药瓜蒌具有化痰清热、消肿散结的功效；青黛、海蛤粉为止咳名方，化痰清热；川贝母、杏仁亦有清热化痰止咳之功效。使药桔梗、甘草化痰利气，开宣肺气，引导诸药上浮于肺，共同发挥抗癌清热、止咳化痰之功效。

【方中按语】使用注意事项：①生半夏辛温燥烈，不可久服，不宜与乌头同用；生半夏对口腔、喉头和消化道黏膜有强烈刺激性，并且有毒性，误服可致中毒，甚至窒息而死；②生天南星水煎剂有较强的镇静及镇痛作用，并有抗惊厥作用，孕妇慎用，有肝病者不宜服用；③生天南星一般不内服，若内服需久煎2小时；④本品有毒，用量过大时可引起严重中毒反应；生天南星中毒后可出现唇舌麻木、喉头发痒、灼热、水肿甚至窒息而死。

🪷 3. 清热透络汤

【原料组成】鳖甲（先煎）、生地黄各18克，知母、牡丹皮各13克，青蒿16克。

【用量用法】水煎服，每日1剂，每日分2次服，15天为1个疗程。

【主治功效】养阴解毒。适用于肺癌。

【方义简释】方中的鳖甲退热滋阴，入络搜邪；青蒿芳香，清热透络，引邪外出；生地黄甘凉滋阴，清热凉血；知母、牡丹皮与鳖甲、青蒿配伍，共奏清热养阴之功。全方养阴解毒清热，标本兼顾，故用于肺癌发热，疗效较好。

【方中按语】咳嗽是支气管肺癌常见的临床症状之一，有30%～40%的患者以咳嗽为主要症状。其咳嗽原因有肿瘤压迫或阻塞支气管后引起肺部感染。

4.解毒抗癌汤

【原料组成】鱼腥草28克，党参18克，仙鹤草、天冬、浙贝母、猫爪草、山海螺各16克，守宫5克。

【用量用法】每日1剂，用水600mL浸泡，水煎至200mL，分早晚2次温服，连续服用8周为1个疗程。

【主治功效】清肺健脾。适用于中晚期非小细胞肺癌证属脾虚痰瘀阻肺者。

【方义简释】本方主要由鱼腥草、仙鹤草、党参、天冬、浙贝母、猫爪草、守宫、山海螺等药物组成。其中党参益气健脾，培土生金，辅助正气；天冬润肺养阴，清火生津；鱼腥草解毒清热，清肺化痰；仙鹤草消积补虚，又能止血，对肺癌咯血具有良好的疗效；浙贝母、猫爪草、山海螺善于散结化痰；守宫抗癌解毒。诸药合用，具有清肺健脾、化痰解毒散结之功效。

【方中按语】肺癌属于中医学"肺积"范畴，是由饮食失调、劳倦过度等致正气先虚，邪毒乘虚而入所致。由于邪毒的干扰，肺脏失去了正常生理功能，致宣降失司，津液输布不利，壅结为痰，气机不畅，血滞为瘀，痰瘀交阻，阻塞经路，久而成积。纵观患者病症，乃属肺脾气虚，痰毒蕴结，当以健脾益气、清热解毒、化痰散结为主，攻补兼施，标本同治。

❀ 5. 清肺化痰加减方

【原料组成】天冬、麦冬、南沙参、北沙参、女贞子、山慈菇、枸杞子、苦参各 11 克，炙鳖甲、知母、炙僵蚕、生蒲黄（包）、泽漆、半枝莲各 13 克，太子参、仙鹤草、旱莲草各 16 克，金荞麦根 18 克。

【用量用法】水煎服，每天 1 剂，每日 2 次服。口服西黄丸，每次 3 克，每天 2 次。

【主治功效】化痰清肺，养阴益气。适用于肺癌。

【方义简释】中医学认为，肺癌治疗不可求速效，一方有效，就应守方继进。本方中天冬、麦冬、北沙参、南沙参、太子参、知母、炙鳖甲、女贞子、旱莲草、枸杞子养阴益气，润肺生津以顾肺护胃；山慈菇、泽漆、金荞麦根、苦参、半枝莲等苦寒药物解毒清热，散结软坚；炙僵蚕、生蒲黄、仙鹤草等咸寒药物止痛祛瘀，通络凉血以扰癌。全方共达固正扶本，抑毒抗癌之效。

【方中按语】中医学认为，肺癌是因虚而病，因虚致实，是一种全身皆虚、局部为实的疾病。肺癌的虚以阴虚、气阴亏虚为主，实不外乎血瘀、气滞、痰凝、毒聚等病理变化。治疗当以扶正祛邪为主，佐以抑癌，攻不宜过，补不宜滞，用药不可过于滋腻苦寒，要处处注意保护胃气。

🪷 6. 化痰散结汤加减

【原料组成】八月札、山药、白术各 16 克，茯苓 18 克，西洋参 13 克，黄芪、薏苡仁、白花蛇舌草、瓜蒌各 28 克。

【用量用法】水煎服，每日 1 剂，每日分 3 次服。

【主治功效】扶正健脾益气、解毒化痰散结。适用于肺癌。

【方义简释】方中的黄芪乃补气药主药，既可内补脏腑之气，又能益气固表；茯苓、白术善健脾和胃，益气补中，营运中州，诸脏得利，气虚得补；西洋参性凉而补；薏苡仁，甘平味淡入中焦；山药则味甘归脾，色白入肺，能滋润血脉，补气和中，固摄气化；瓜蒌、白花蛇舌草解毒清热散结；八月札既能理气散结，又能抗癌。诸药合力，共奏益气健脾、解毒清热、散结化痰之效。

【方中按语】中医学认为，肺癌的形成主要是由于正气亏虚，脏腑功能失调，邪毒侵犯，导致肺气郁结，宣降失司，湿集成痰，痰凝气滞，瘀阻脉络，痰瘀交阻，日久形成肺癌。其病位主要在肺，病理性质主要为脾虚痰瘀阻肺。

第三节　哮喘

哮喘，即支气管哮喘，是一种慢性气道疾病，以气道出现急性炎症反应为主要特征。临床表现为反复发作的喘息、气急、胸闷或咳嗽等症状。常在夜间及凌晨发作或加重，多数患者可自行缓解或经治疗缓解。

支气管哮喘与气道高反应性相关，严重者被迫采取坐位或呈端坐呼吸，干咳或咳大量白色泡沫痰，甚至出现发绀等，有时咳嗽是唯一的症状。有的青少年患者则以运动时出现胸闷、咳嗽及呼吸困难为唯一的临床表现。

1. 清热祛痰汤

【原料组成】黄芩、桑白皮各16克，白果、麻黄、款冬花、半夏、紫苏子、木香、厚朴各13克，甘草5克。

【用量用法】水煎服，每日1剂，每日分3次服。

【主治功效】平喘止咳，宣肺散邪，清热祛痰。适用于哮喘缓解期。

【方义简释】方中的白果敛肺定喘祛痰，麻黄宣肺散邪平喘，一散一收，既可加强平喘之功，又防麻黄耗散肺气；黄芩、桑白皮泄肺热，平喘止咳，祛痰清热；紫苏子、半夏、款冬花降气平喘，祛痰止咳；厚朴、木香宽中理气平喘；甘草补中调和诸药。诸药合用，使肺气得宣，痰热得清，外邪得解，则咳喘痰多诸症自除，故其适用于素体痰多而复感外邪之痰热壅肺证。

【方中按语】哮喘病的病因病机多为"内有壅塞之气，外有非时之感，膈有胶固之痰"，痰气相互搏结，肺气运行失常所致。其标在肺，其本在脾肾，故发作时以治标为重，不发作时以治本为主。

2. 宣肺平喘汤

【原料组成】白芍、麻黄、细辛、干姜、甘草、桂枝各9克，五味子、半夏各11克，石膏6克，葶苈子13克，大枣12枚。

【用量用法】用水浸泡方药约30分钟，然后用大火煎药至沸腾，再以小火煎煮30分钟。温服，每日分3次服用。

【主治功效】散寒温阳，兼以清热。适用于支气管哮喘。

【方义简释】方中的麻黄平喘宣肺，止咳降逆；桂枝温通阳气，化饮降逆；细辛温肺散寒化饮；干姜温肺醒脾化饮；五味子收敛肺气；白芍引阳药入阴而化饮；半夏燥湿醒脾，降肺化饮；石膏既清郁泄热，又防温燥药伤阴；葶苈子泻肺止逆；大枣、甘草补益肺气，培土生金。

【方中按语】中医根据患者哮喘、遇冷加重辨为寒，再根据口渴、舌质红、苔黄辨为寒夹热；因形寒肢冷、气短辨为寒夹气虚，以此辨为寒哮夹热证。方以小青龙加石膏汤散寒温肺，平喘止咳，兼以清热；以葶苈大枣泻肺汤平喘泻肺，兼益正气，加红参补益肺气，桑白皮、黄芩清泄肺中夹热。

3. 培中益气汤

【原料组成】百合16克，麻黄4克，生黄芪18克，五味子、荆芥、白果、炒苏子、桔梗各6克，陈皮、麦冬、白前、紫菀、枇杷叶各13克。

【用量用法】水煎服，每日1剂，每日分3次温服。

【主治功效】法拟培中升清，宣肺化痰平喘。适用于哮喘。

【方义简释】方中的生黄芪益肺补脾升阳气；麻黄、白果、桔梗平喘宣肺；陈皮、炒苏子、白前化痰降气；紫菀、枇杷叶、百合化痰润肺；麦冬、五味子益阴敛肺；荆芥升散辛温，升举清气上输于肺。合方而用，益气培中，升清于肺，升中寓降，以复肺宣开肃降之机，通利气道，哮喘缓解。

【方中按语】中医学认为，哮喘引发皆由虚与邪所致。"喘无善症"，久喘必耗肺气，外邪易袭，使痰恋于肺，肺失清肃，阻塞气道，痰气上逆则为哮喘。哮喘不独在肺，亦常与脾肾相关。根据中医学理论，脾之升清，上输心肺，可生血化气，培元益肺。

4. 止痉通络汤

【原料组成】蝉蜕、甘草、麻黄、僵蚕各13克，全蝎5克，地龙11克，细辛3克。

【用量用法】水煎服，每日1剂，每日分2次服，早晚各1次。

【主治功效】解痉平喘，宣肺祛痰。适用于哮喘。

【方义简释】方中的僵蚕辛咸性平，能化痰祛风，有散结之力；地龙性味咸寒，善治肺热喘咳；蝉蜕性味甘寒，善疏风止痉散热；全蝎性味辛平，能息风，通络止痉。四药合用能治久咳之宿根。麻黄能开腠理，宣肺气；细辛温肺散寒；甘草补中，调和诸药。中医学认为，僵蚕、地龙、蝉蜕、全蝎以及麻黄、细辛均有较强之解痉平喘功效；甘草有类皮质激素作用。诸药合用能降低气道高反应性，解除支气管平滑肌痉挛，缓解气道狭窄阻塞程度，提高微循环，提高肺通气功能和调节免疫力，从而达到止咳的目的。

【方中按语】中医学认为，咳嗽变异性哮喘的病因多为肺、脾、肾三脏的功能亏虚，痰饮留伏是发病的内在因素，而气候寒冷、接触过敏原、剧烈运动为主要外因。发病机制主要在于痰饮内伏，遇到诱因触动伏饮而发，痰气交结，阻塞气道，致肺管狭窄。

5. 温肺喘舒汤

【原料组成】紫河车粉（冲服）、蛤蚧粉（冲服）、熟地黄各16克，核桃仁13克。

【用量用法】水煎服，每日1剂，早晚分2次服，30天为1个疗程。

【主治功效】补肾益肺，纳气定喘。适用于支气管哮喘。

【方义简释】方中的蛤蚧主入肺肾，补肾益肺，定喘纳气，中医研究其含有丰富的微量元素、蛋白质和脂肪等，能提高机体的免疫机能，有平喘解痉、抗炎、降低血糖和抗衰老作用，为治喘之圣药。紫河车、熟地黄补肾益精，精气双补而使肾气复原，脾运得健，脾气旺则肺气充盛，肺、脾、肾三脏功能旺盛各有所主，痰浊得化而哮喘得平，上3药共为主药；核桃仁性味甘温，补肾敛肺、润肠。

【方中按语】中医学认为，支气管哮喘是一种慢性、反复发作性的呼吸道变态反应痉挛性疾病，发作时治疗以化痰宣肺、平喘降气为主，由于哮喘久发，气阴日伤，肺肾俱衰，所以缓解期以正虚为主，治疗以培元补气尤为重要。

6. 柔肝理肺煎加味

【原料组成】防风、柴胡、地龙、麻黄各13克，乌梅8克，五味子6克，甘草5克。

【用量用法】水煎服，每日1剂，每日2次，分早晚服，每次200mL，15天为1个疗程。

【主治功效】柔肝理肺，疏风祛痰，平喘。适用于咳喘。

【方义简释】本方柴胡性味苦辛微寒入肝胆经，有解郁疏肝之功；乌梅性味酸涩平，入肝肺经，有敛肺止咳之功，麻黄与地龙相伍，一温一寒，一宣一降，相得益彰，皆为治疗哮喘的要药。诸药相合共奏祛痰疏风，理肺柔肝，平喘之效。以上诸药，肝肺同治，表里兼顾，寒温并调，功在疏畅气机，外散邪气，内调肝肺，使风、痰不得相结，不得化生，邪祛而正安，喘自平。

【方中按语】治喘以宣为主哮喘是宿痰潜伏肺中，阻碍肺气宣通所致。哮喘之宿痰，由脾、肺、肾三脏功能失调所致，究其根本，不外气化失职，津液代谢失常。治痰仅治其标，治气乃治其本。故以治气为先，气顺则津液代谢正常，痰便无所从生。故方中以理气、降气药为主。健脾以杜绝生痰之源，益肾以壮气之根。故缓解期以六君子汤、人参蛤蚧散加减，以善其后。

7.化痰脱敏平喘汤

【原料组成】蛤壳118克，紫河车90克，苍耳子30～60克，蝉蜕、甘草各28克。

【用量用法】将药共研为细末，混匀，贮密器中备用。上药为一料。每服3克，日2次，温开水调下。药量可随年龄大小酌情加减。本方一料药可服2个月左右，1年可服2～3料。哮喘发作期及有发热、胃肠不适时，需暂停服用。热天一般也不服。

【主治功效】培元固本，平喘化痰脱敏。适用于哮喘缓解期。

【方义简释】本方根据"急则治其标，缓则治其本"的原则拟订。方中紫河车大补真元，蛤壳平喘化痰，苍耳子、蝉蜕、甘草合用，有较好的脱敏作用。

【方中按语】此方对儿童患者疗效尤为满意，不少患儿因此获得了健康，改善了体质，促进了生长发育。

8.降气化痰汤加减

【原料组成】白芍18克，桂枝、甘草、胆南星、炮姜、五味子、麻黄、杏仁各9克，紫苏子、葶苈子、半夏、鹅管石、海浮石、赭石各16克，皂角、细辛各3克，石韦28克。

【用量用法】水煎服，每日1剂，每日分3次温服。

【主治功效】降气化痰，温肺散寒。适用于风、寒、湿等阴邪袭肺，引动寒痰之实痰冷哮证。

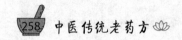

【方义简释】本方解表祛寒，化痰温肺；并取桂枝倍芍药之意，益阴敛液，和营解肌；紫苏子、葶苈子泻肺降气；胆南星、皂角、海浮石化瘀开闭；鹅管石纳气温阳；赭石重镇降气。共奏平喘散寒、化痰温肺之功效。

【方中按语】临床中不少医生热衷于使用清热解毒之品以抗菌消炎，不通过辨证论治来遣方用药，过早、过量使用寒凉药物徒伤阳气，邪气稽留。此类患者痰多清稀，或白稠，舌淡红、苔白或微黄。因此，治疗久咳属风寒留连，饮聚于肺，非用辛温宣散、化痰蠲饮之剂不可，常获奇效。

第四节　肺结核

肺结核也称"肺痨"，是由结核分枝杆菌引起的一种传染病。本病多因患者身体虚弱，抗病力弱，外感"痨虫"而致病。其病变部位主要集中在肺，但在发展过程中可以涉及脾、肾等脏。

有较密切的结核病接触史，起病可急可缓，多为盗汗、乏力、纳差、消瘦、女性月经失调等；呼吸道症状有咳嗽、咳痰、咯血、胸痛或呼吸困难。临床上将肺结核分为原发型肺结核、血行播散型肺结核、浸润型肺结核、慢性纤维空洞性肺结核、结核性胸膜炎五种类型。

1. 补虚培元汤

【原料组成】羚羊角 1 克（磨汁冲服，用山羊角代），生石决明、夏枯草各 16 克，郁金、枇杷叶、地骨皮、川贝母各 13 克，海蛤粉（包煎）、百部、矮地茶、沙参各 11 克，甘草 3 克。

【用量用法】水煎服，每日 1 剂，每日分 2 次服。

【主治功效】清火平肝，肃肺理痨。适用于肺痨。

【方义简释】方中的生石决明清肝降火；羚羊角味苦咸性寒，清肺凉肝；夏枯草味辛苦性寒，宣泄肝经郁火；郁金味辛苦性寒，其气芳香，清肝之郁火，下气活血；川贝母、海蛤粉散结化痰；百部止咳润肺；地骨皮清肺泻火，退痨热；矮地茶止咳祛痰；沙参养阴补肺，祛痰宁嗽；枇杷叶清肺降气；甘草护胃，调和诸药。

【方中按语】由于"痨虫"伤肺，肺阴不足，肺失滋润，故出现干咳、咽燥等症；肺虚则耗夺肾中所藏之真阴，以致肺肾同病，阴虚火旺，出现潮热、心烦等症；热灼肺络，则痰中带血或咯血。如肺病及脾，以致肺脾同病，气阴两虚，则出现气短、乏力、食少、便溏等症。故治以滋阴润肺益气、清肺泻火杀虫。

2. 生津止渴散

【原料组成】玉竹、岩豇豆各 18 克，天泡果（挂金灯）38 克，岩蜈蚣 13 克。

【用量用法】水煎服，每日 1 剂，每日 5 次。疗程 1.5～3 个月，疗程视病情而定，1.5 个月即可复查胸片，若胸片示肺浸润病灶完全吸收，则可再服药 1 周以巩固治疗；若肺部病灶未见吸收或不全吸收则坚持服药至 3 个月，3 个月未愈者可改服其他药。

【主治功效】解毒清热，滋阴润肺。适用于肺结核。

【方义简释】方中的天泡果（又名酸浆、红姑娘）性凉、味苦，入药用全草，具有解毒清热、利尿除湿、止咳的功效，用此单味药煎水服治痨伤咳嗽；玉竹（又名黄脚鸡）性平味甘，入药用根，具有润肺养阴、止渴生津的功效，中医研究有抗结核作用；岩豇豆（又名吊石苣苔、岩泽兰）性平，味辛微甘，入药用全草，具有祛风止咳、生肌止血、补虚软坚，民间用此治痨伤吐血咳嗽；岩蜈蚣（又名爬山猴、野海棠），性温、味涩微酸，入药用根茎，具有活血祛瘀、杀虫消肿的功效。

【方中按语】上述药物合用具有润肺滋阴、解毒抗杀痨虫之用，治疗结果显示：服用天玉散既能辅助西药治疗，缩短治疗周期，从而降低因服西药时间长而造成肝肾损伤的发生，又能在结核病患者对西药产生耐药性后进行有效的治疗。以上草药贵州省各地均产，值得推广运用。

3.通调营卫方

【原料组成】牡蛎 30 ~ 60 克，桂枝 30 ~ 60 克，三棱、莪术各 15 ~ 18 克，桃仁、杏仁各 11 克，红花 16 克，红藤 30 ~ 60 克。

【用量用法】水煎服，每日 1 剂。

【主治功效】调畅气血，通调营卫，软坚散结，祛瘀生新。适用于肺结核病。

【方义简释】本方采用标本兼顾、攻补兼施的治疗原则，自拟"治痨方"以通络活血，软坚化瘀为主，再辨证加味，同时配用抗结核的西药，以达到攻补兼施、祛邪扶正的目的。方中桂枝、桃仁、红花、三棱、莪术活血调气；牡蛎既能滋阴平肝，使桂枝不致温散太过，又能软坚散结，与上药共治肺结核病灶的气血凝滞；杏仁利气化痰；红藤清热解毒消肿，以治肺结核慢性炎症。协助诸药共同消散结核病灶。

【方中按语】本方随症加减应用，除了主方中 9 味药不变之外，随症选药都不超过 5 味，全方用药保持 14 味以内。

❁ 4. 清热止血散

【原料组成】白及 28 克，花蕊石 38 克，三七、川贝母、血余炭各 18 克。

【用量用法】将药研为细末，过筛，每服 6 ~ 8 克，用矮地茶 11 克、白茅根 16 克、鲜侧柏叶 16 克，煎水冲服，每 1 日 3 次，病重者一昼夜可服 5 次。

【主治功效】止血清热。适用于肺痨。

【方义简释】方中的花蕊石味酸涩性平，止血收敛，且可化瘀；白及苦辛涩凉，止血清热，又可益肺；血余炭止血收涩，且可养阴；三七为止血良药，而无留瘀之弊；川贝母止咳清润。

【方中按语】通常情况下，患有此病的人舌质淡青，咳血有时呈咖啡色，为宿瘀停留之症。瘀血不去则新血不能归经，故用活血化瘀为主，滋阴止血为佐。病情较重者，可以扩大其剂，选用大黄、花蕊石等祛瘀止血之品。

6. 泻肝保肺散加味

【原料组成】地骨皮、甘草、黄芩、降香、郁金各 13 克，桑白皮、柴胡、白芍、麦冬各 16 克，瓜蒌 18 克。

【用量用法】水煎服，每日 1 剂，每日 2 次，早晚各 1 次。

【主治功效】清热宁金，泻肝保肺。适用于肝咳。

【方义简释】中医学认为，肺咳即肝火犯肺，木火刑金证。临床表现为气逆呛咳，干咳少痰带血，胁痛咳引加剧，面色青，目干赤，遇怒则加重，舌边赤苔燥，脉弦或弦数，治保肺泻肝，清热宁金。

【方中按语】肺痨病久，阴伤及阳，肺、脾、肾三脏俱损，肾气伤不能摄纳，故咳逆喘促少气，肺络损伤，治节无权。肺病及心，心脉不畅而见心慌唇紫，精气虚竭。脾气虚衰故咯痰色白而有泡沫，卫气虚弱则形寒自汗，阴虚内热则潮热盗汗，脾肾两虚，火不暖土，脾不健运，气不化水则面浮肢肿，五更泄泻。舌质光而淡隐紫少津，脉虚大无力者，俱属阴阳两亏之象。总之，本证为五脏真元败，病属晚期，恙势危重。

第五节 长期咳嗽

咳嗽是机体的防御性神经反射，有利于清除呼吸道分泌物和有害因子。从中医角度来说，咳嗽分为风寒咳嗽、风热咳嗽、痰湿咳嗽、痰热咳嗽、阴虚咳嗽、干性咳嗽、湿性咳嗽七大类。长期咳嗽可见于多种呼吸系统疾病，主要表现为咳嗽、咳痰或喘息。

根据病程，咳嗽主要分为急性咳嗽、亚急性咳嗽、慢性咳嗽三类。急性咳嗽的常见病为普通感冒和急性气管、支气管炎，病程小于 3 周；亚急性咳嗽是感染后出现咳嗽、咳嗽变异性哮喘等症，咳嗽可持续 3 ~ 8 周；慢性咳嗽以咳嗽为唯一或者主要症状，病程大于 8 周。

1.清肺和胃饮

【原料组成】前胡 6 克，荆芥、杏仁、浙贝母各 9 克，桔梗、炒竹茹、麻黄（后下）各 4.5 克。

【用量用法】用水浸泡药约 30 分钟，再加水煎沸 20 分钟左右，再放入麻黄煎 5 ~ 8 分钟，头煎取汁大半碗（120 ~ 150mL），接着加水适量熬 2 煎，取汁半碗（80 ～ 100mL），把两煎药液混合，备用。每日 1 剂，按年龄可分 3、4、5 次服完。

【主治功效】清肺和胃，宣表达邪。适用于久咳不止。

【方义简释】方中的麻黄、荆芥、前胡达邪疏表；杏仁、浙贝母化痰理气；桔梗止嗽宣肺；炒竹茹和胃清热、使邪去痰消，肺清胃和，咳嗽自平。

【方中按语】和胃饮为自拟经验方，以三拗汤、止嗽散合方加减组成。对小儿急性气管炎、哮喘性气管炎有明显疗效。

2.疏散风寒散

【原料组成】白芍 11 克，甘草 5 克，制半夏、旋覆花、麻黄、杏仁、白芥子、桔梗、前胡各 13 克。

【用量用法】水煎服，每日 1 剂，每日分早晚 2 次服用。

【主治功效】疏散风寒。适用于肺气不宣，外感风寒，咳嗽咽痒，痰少难咯，缠绵不愈之证。

【方义简释】方中的旋覆花味辛，辛者能横行能散，而宣散肺气达于皮毛，而诸花皆升，旋覆独降，肃肺降气、豁痰蠲饮，一宣一降，恢复肺主制节之权；其味咸，咸者入肾，而能纳气下行以归根，使胃中的痰涎或水饮息息下行以从浊道出，不复上逆犯肺；白芍配甘草为"芍药甘草汤"，性味酸甘化阴，能滋肺养津，舒缓肺气而解除支气管平滑肌的痉挛，此三味为方中不可挪移之品。随症合用六安煎（二陈汤加杏仁、白芥子）和桔梗甘草汤，共奏疏散风寒、肃肺化痰之功。

【方中按语】疏散风寒散为四川名医江尔逊老先生的经验方。根据

《医学从众录》中止咳"轻则六安煎，重则金沸草散"制成。

3. 生津润燥汤

【原料组成】麦冬、天花粉、玉竹、冬桑叶、白扁豆、杏仁、浙贝母各15克，北沙参28克，甘草6克。

【用量用法】将药物浸泡30分钟，再用小火煎30分钟，每剂煎2次，将2次煎出药液混合，早晚各服1次，每日1剂。

【主治功效】清热（肺胃之热），滋阴（肺胃之阴）。适用于长久咳嗽。

【方义简释】生津润燥汤原为吴鞠通治疗"秋燥"肺胃阴伤之方剂。加杏仁、浙贝母，以治肺胃阴伤之干咳，症见干咳痰少，口干咽干，或痰不易咳出，舌红苔薄黄或白腻少苔，脉络数。由于胃津伤，则口干津燥；肺津伤则干咳不已。

【方中按语】本病虽证见于肺，而其源实本于胃，胃阴不足，则肺津不继，故以北沙参、麦冬清肺养胃；玉竹、天花粉育津解渴；白扁豆、甘草培中益气；冬桑叶轻宣燥热；佐以杏仁、浙贝母助津化痰止咳，共奏清肺养胃，生津润燥之功。

4. 辛温润肺汤

【原料组成】白芍18克，杏仁、桂枝、紫菀各13克，甘草、桔梗各6克，百部16克，木蝴蝶、橘红各11克，荆芥、麻黄各9克。

【用量用法】水煎煮前用冷水浸泡30分钟，煮沸后用小火再煎15分钟即可，分2次温服，每日1剂。忌生冷、油腻。

【主治功效】润肺辛温，利咽止咳，宣散外邪。适用于久咳。

【方义简释】方中的麻黄、杏仁和甘草乃三拗汤，可外邪疏散，益肺利咽止咳；桂枝汤则外能解肌和营，内能化气调阴阳，从整体上调节机体功能；且桂枝性味辛温助阳，对寒证咳嗽疗效极好；白芍、甘草性味酸甘化阴，舒缓肺气，减少支气管平滑肌痉挛；加桔梗、百部、紫菀、橘红开宣肺气，止咳化痰；荆芥解表发汗，木蝴蝶利咽宣肺。诸药合用，辛温润肺，宣散外邪，利咽止咳，对外感干咳颇有效验。

【方中按语】咳嗽发病原因外感居多，外感风寒居多。肺主气司呼吸，为娇脏，最容易受风寒侵袭，使肺失宣肃，无力驱邪外出，致使病情缠绵。本方用药宜轻灵，宣散外邪，恢复肺之宣肃之职。

第六节　慢性鼻炎

慢性鼻炎是鼻黏膜及黏膜下层的慢性炎症。其主要特点是炎症持续三个月以上或反复发作，迁延不愈，间歇期亦不能恢复正常，且无明确的致病微生物，伴有不同程度的鼻塞，分泌物增多，鼻黏膜肿胀或增厚等障碍。

根据慢性鼻炎的病理和功能紊乱的程度，可分为慢性单纯性鼻炎和慢性肥厚性鼻炎。前者是以鼻黏膜肿胀、分泌物增多为特征的鼻黏膜慢性炎症；后者是以黏膜、黏膜下层甚至骨质的局限性或弥漫性增生肥厚为特点的鼻腔慢性炎症。

1. 滋液润燥汤

【原料组成】生地黄汁 80mL，百合 14 克，麦冬 168 克，半夏 24 克，人参 9 克，粳米 18 克，大枣 12 枚，炙甘草 6 克，苍耳子 8 克，辛夷 16 克，白芷 28 克，薄荷 2 克。

【用量用法】用水浸泡方药约 30 分钟，然后用武火煎药至沸腾，再以文火煎煮 30 分钟，薄荷、辛夷后下煎煮 20 分钟。温服，每日分 3 次服用。

【主治功效】通达鼻窍，滋阴润燥。适用于单纯性鼻炎、萎缩性鼻炎。

【方义简释】方中的百合滋阴清热；生地黄凉血清热，生津养阴；重用麦冬养阴生津，滋液润燥；人参生津益气；半夏开胃行津，调畅气机，降肺止逆，并制约滋补药壅滞；苍耳子、辛夷、白芷辛温透达，芳香开窍；薄荷性味辛凉通窍，兼防辛温药伤津；粳米、大枣补脾益胃，化生阴津；炙甘草益气缓急。

【方中按语】本病为鼻鼽，乃阳气虚弱，气化失常，卫外不固，风寒异气乘袭所致。中医学认为，本病之病本为阳气虚弱，其标为寒水上泛。治疗主张温阳为先，自拟经验方使阳气振奋，气化水行而鼻窍豁然，确为临证之良方。

2. 辛温通窍饮

【原料组成】白芍、桂枝、生姜各9克，大枣12枚，黄芪、白术各16克，防风3克，辛夷、薄荷各11克，川芎、生甘草各13克。

【用量用法】用水浸泡方药约30分钟，然后用大火煎药至沸腾，再以小火煎煮30分钟，薄荷后下煎煮15分钟。温服，每日分3次服用。

【主治功效】益气散寒，辛温通窍。适用于慢性鼻炎。

【方义简释】方中的桂枝散寒辛温，通达鼻窍；白芍收敛营阴，缓急止涕；生姜、防风助桂枝通窍散寒；黄芪固表益气；白术益气健脾；辛夷开窍散寒；薄荷辛凉通窍；川芎行气开窍理血；大枣、生甘草和中益气，清利鼻窍，兼防辛散药伤气。

【方中按语】若鼻痒甚者，加荆芥、苍耳子、甘草、白术，以疏风益气止痒；若头痛者，加细辛、葱白、防风、羌活，以辛散温通止痛；若鼻塞甚者，加白芷、生姜、细辛、防风，以辛温开窍通鼻；若汗多者，加五味子、牡蛎，以敛阴止汗等。

3. 发散风寒汤

【原料组成】白芍、桃仁、白术、大枣、苍耳子、辛夷花、乌梅各13克，防风8克，大贝母6克，芦根、鱼腥草各16克，甘草4克，黄芪、薏苡仁各11克。

【用量用法】水煎服，每日1剂，每日分2次温服，7剂为1个疗程。

【主治功效】发散风寒，辛温通窍。适用于萎缩性鼻炎。

【方义简释】本方以黄芪、白术、防风、甘草、大枣固表益气；苍耳子、辛夷花祛风以开肺窍；桃仁、薏苡仁、大贝母、芦根、鱼腥草化痰清肺以涤肺络；乌梅、白芍敛肺脱敏，消补兼施而获效。本方是慢性鼻炎急性发作的基本方药。

【方中按语】慢性鼻炎属中医学"鼻渊""鼻鼽"范畴，多由于风邪夹湿热侵入，导致急性鼻炎反复发作经久不愈所致。肺主治节、通调水道、开窍于鼻，邪留肺卫、肺失宣降、阻塞鼻窍，鼻窍肿痛不通，则鼻不闻香臭；邪郁窍中、津液郁而不布、湿积为饮而致反复流涕。久病必瘀，治则宣肺通窍、祛风解表、清热利湿、化瘀通络。

4. 温阳固卫汤

【原料组成】桂枝 13 克，制附子 7 ~ 6 克，炒白术、白芍、荜澄茄、生黄芪各 16 克，细辛 3 克，辛夷、蝉蜕、防风各 6 克，甘草 13 克，姜枣为引。

【用量用法】水煎服，每日 1 剂，每日 1 次，30 天为 1 个疗程。

【主治功效】温阳固卫。适用于慢性鼻炎。

【方义简释】腰酸乏力加仙茅、杜仲、淫羊藿、补骨脂；应用时若受凉吹风易作加生黄芪、党参、桑叶；鼻痒甚者加地龙、徐长卿、凌霄花；清水涕多加乌梅、诃子、台乌药；鼻塞、下鼻甲水肿加石菖蒲；黏膜充血肿胀加茜草、地榆、旱莲草。

【方中按语】鼻炎为肺肾亏虚，卫表不固，腠理不密，则易遭异邪侵袭，故治疗应固卫温阳为主。本方由玉屏风散合桂枝汤加制附子化裁而成。桂枝汤调和营卫，玉屏风散益气固卫，配合制附子、补骨脂、仙茅、淫羊藿散寒温阳，以冀阳气充沛，卫气得以固表，正气存内，邪不可干。

5. 利湿通窍汤加味

【原料组成】苍耳子、木通、牡丹皮、紫草、防风、辛夷花各16克，白芷、川芎、鹅不食草、连翘各18克，细辛、黄芩各13克，生姜3片，葱白3条（后放）。

【用量用法】水煎服，每日1剂，分2次服，早晚各1次。

【主治功效】疏风清热，宣肺益气，利湿通窍。适用于慢性肥厚性鼻炎。

【方义简释】方中的辛夷花、苍耳子、鹅不食草、生姜、葱白散寒祛风通窍；白芷、木通、细辛、防风宣肺化饮，消肿排脓；木通、川芎、牡丹皮、紫草化瘀活血通络；黄芩、连翘清热利湿，泻火解毒，消痈散结。全方共奏宣肺散寒、祛风通络之功。本方寒温并用，内外结合，可内服，外熏于鼻见效快，疗效确切。

【方中按语】中医学认为，肺主卫表外。肺气虚则卫表不固，不任风寒异气侵袭，且早晚自然界阳气不足，肺虚之体此时亦阳气不足，故齇嚏发作以早晚多见；肺虚寒滞，津液敷布失调，故鼻黏膜色淡、水肿；全身及舌脉所见为肺气亏虚之证。治疗上可依虚、实两端辨证论治；实则责之于风寒，风热之邪及饮邪上干，阻塞肺气，鼻窍不通；虚则责之于肺、脾、肾三脏，气阴两虚为患，或补气养阴，甘寒益肺，或培土生金，温阳化饮，或为温暖其元，引火归元等，临床常获良效。

第七节　支气管扩张

支气管扩张症是由于支气管及其周围肺组织慢性化脓性炎症和纤维化，使支气管壁的肌肉和弹性组织破坏，导致支气管变形及持久扩张。主要致病因素为支气管感染、阻塞和牵拉，部分有先天遗传因素。

支气管扩张患者的典型症状为长期持续的反复咳嗽、咳痰或咳脓痰，发热、咯血，还可伴有呼吸困难、消瘦以及贫血等症状，部分患者可出现杵状指，严重时可能造成肺气肿、肺大疱、呼吸衰竭等并发症。

1. 补气滋阴汤

【原料组成】白及 16 克，野百合、蛤粉（包）、百部、麦冬、天冬各 9 克。

【用量用法】水煎服，每日 1 剂，每日分 2 次温服。

【主治功效】生津滋阴，止血润肺。适用于久年咳嗽，经 X 线支气管造影诊断为支气管扩张症者。

【方义简释】本方主要为养阴药与止血药配伍而成。生津、滋阴、润肺，是治肺病其本；止血疗嗽，为治其标。天冬、野百合、麦冬润肺滋阴，清肺泄热，且能止血治咳；百部润肺止咳，对久、新、寒、热咳嗽皆可应用。本方特点，就是一经支气管镜碘油造影确诊均可服用，发作时有治疗作用，平时可防止支气管病理变化的进一步发展。早期肺结核兼见上述症状者，亦有良好的治疗作用。

【方中按语】中医临床观察证实，本方治疗支气管扩张，症状消失快，且胸部 X 线改善理想，较反复使用抗生素治疗疗效可靠、稳固，不易复发，无副作用，尤其是远期疗效优于西药治疗。

2. 清热宣肺汤

【原料组成】桑白皮、牡丹皮、连翘各 13 克，黄芩、竹茹、茜草、白及各 12 克，鱼腥草、苇茎各 28 克，杏仁、葶苈子各 18 克，桔梗、甘草各 16 克。

【用量用法】水煎服，每日 1 剂，分早晚 2 次服，治疗 2 周为 1 个疗程。

【主治功效】宣肺清热，止血化痰。适用于支气管扩张咯血。

【方义简释】方中的黄芩、桑白皮、连翘、鱼腥草清肺清热；茜草、白及、牡丹皮止血凉血；苇茎、桔梗、杏仁、葶苈子、竹茹宣肺止咳祛痰；甘草补中调和诸药。诸药配伍，共同起到宣肺清热、止血化痰作用。临床研究显示，以辨病论治为核心的中医药治疗在缓解支气管扩张发作期症状、缩短病程、降低复发方面有显著的特色和优势。

【方中按语】中医学认为，肺为华盖，是清净之腑，位居最高，又朝百脉，他脏之患皆可上乘于肺，化火生痰，聚毒致瘀，破损肺络，有如本病。本病因病程日久，五脏亏损，气血虚衰，肺失所养，故咳嗽咯血反复不愈。在治疗上应发挥中医整体观的优势，补益五脏、清热降火、化痰解毒、祛痰止血以达到补络补管的目的。

3. 活血宁络汤

【原料组成】太子参28克，黄芩、金银花、连翘、栀子、桑白皮、胆南星、半夏、川贝母、沙参、麦冬各16克。

【用量用法】水煎服，每日1剂，每日分3次服，连服21天为1个疗程。

【主治功效】化痰清肺，滋补气阴。适用于支气管扩张。

【方义简释】方中黄芩、金银花、连翘、栀子以清热，桑白皮、胆南星、川贝母、半夏化痰，同时以沙参、麦冬养阴补气，太子参益气以扶正，共奏化痰清热、益气养阴、标本兼顾之功。临床观察证实，清肺汤治疗支气管扩张，临床症状消失快，且X线示改善理想。较反复使用抗生素疗效可靠、稳固，尤其是远期疗效优于西药治疗。

【方中按语】支气管扩张属中医学"咯血""咳嗽""哮喘"等范畴，病情持久，易反复发作，临床表现以痰热或兼气阴不足为常见。

4. 清肺宁络汤

【原料组成】干姜、人参、炙甘草、白术、熟地黄、附子、阿胶、黄芩各9克，伏龙肝24克。

【用量用法】先煎伏龙肝约30分钟，取药液去渣，再以药液浸泡方药约30分钟，然后用武火煎药至沸腾，再以文火煎煮30分钟。温服，每日分3次服用。

【主治功效】健脾益气，温阳摄血。适用于支气管扩张。

【方义简释】方中的伏龙肝温中散寒，收敛固涩，摄血止血；附子、干姜温壮阳气散寒；人参、白术益气健脾，气能摄血；阿胶滋阴养血，止血益血；熟地黄补血益血；黄芩苦寒，既能止血，又能制约附子、伏龙肝温热而不伤阴血；炙甘草益气补中。

【方中按语】中医根据患者咯血、手足不温辨为阳虚；再根据患者咳嗽、痰多清稀辨为肺虚不降；因倦怠乏力、脉沉弱辨为气虚，以此辨为阳虚出血证。方以理中丸温阳暖气，止血固摄；以黄土汤健脾温阳，摄血益气；加棕榈叶、侧柏叶，以收敛止血固涩。

❀ 5. 润肺止血汤

【原料组成】连翘、金银花、仙鹤草、百部、桔梗、三七（冲服）、黄芩、旱莲草、麦冬各 13 克，玄参 11 克。

【用量用法】水煎服，每日 1 剂，每日 3 次温服。

【主治功效】润肺止血，补气滋阴。适用于支气管扩张。

【方义简释】方中的连翘、金银花、玄参、黄芩清热祛火；麦冬润肺滋阴；桔梗理气；三七、仙鹤草、旱莲草活血止血，达到止血祛瘀，清热不伤气之目的。诸药合用符合祖国医学辨证论治之观点，又符合现代医学治疗之原则，故收到了明显疗效。

【方中按语】支气管扩张属中医学"咯血"范畴，多由外感或内伤而引起，病变部位在肺，肺为娇脏，为诸脏之华盖，故邪之易入，其病变多热、多虚，兼有肺络损伤。故治疗多从滋阴清热、止血活血入手。

6.温血摄血汤

【原料组成】青黛（包）9 克，黄芩、百合、仙鹤草、蒲黄、白及各 16 克，桑白皮、柴胡、半夏、山栀、天花粉、茯苓、连翘、诃子各 13 克，甘草 6 克，白茅根 28 克。

【用量用法】水煎服，每日 1 剂，每日分 3 次温服。

【主治功效】化痰生津，平肝泻肺。适用于支气管扩张。

【方义简释】本方以青黛、山栀、桑白皮泻肺平肝；连翘、黄芩合半夏、茯苓化痰清肺；柴胡解郁疏肝；天花粉、百合清热养阴，以防苦寒伤阴；仙鹤草、白茅根、白及为治咯血要药，蒲黄止血活血；诃子下气止咳；甘草泻火并调和诸药。

【方中按语】中医学认为，支气管扩张症咯血乃肺络受伤，络破出血，血自肺中而出，其血鲜红，或夹有紫暗痰血，均系离经残留之血，支气管扩张症引起咯血因热盛者为多，与肝、胃关系甚大。热有虚实之分，阴虚而肺热者属虚，肝胃之火上犯属实，同时还应注意内伤并有外感或痰、瘀、气火壅之属于虚实夹杂之症。

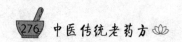

第八节　肺源性心脏病

肺源性心脏病，简称肺心病，主要是由于支气管、肺组织或肺动脉血管病变所致肺动脉高压引起的心脏病。本病发展缓慢，临床上除原有肺、胸疾病的各种症状和体征外，会逐步出现肺、心功能衰竭以及其他器官损害的征象。

根据起病缓急和病程长短，可分为急性肺心病和慢性肺心病两类。急性肺心病是指由于肺循环阻力突然增加，心排血量降低，引起右心室急剧扩张和急性右心功能衰竭等症；慢性肺心病是指由慢性支气管、肺疾病、胸廓或肺动脉系统病变引起肺动脉高压的一类疾病。

1.白芍平喘汤

【原料组成】代赭石、生龙骨、牡蛎粉、丹参、瓜蒌、芡实、白芍各 18 克，人参、麦冬、五味子、川贝母各 13 克，桑白皮、核桃仁、苏子、白芥子、莱菔子各 16 克。

【用量用法】水煎取汁，每日 1 剂，分 2 次服，早晚各 1 次。

【主治功效】益肾补肺，平喘纳气。适用于肺源性心脏病的心功能减退。

【方义简释】方中的人参、麦冬、五味子益气养阴升津，补虚扶正；核桃仁、代赭石、生龙骨、牡蛎粉下行镇逆，止咳敛肺，使气归于下；芡实、白芍敛阴益精，收心肾将脱之元气；瓜蒌、川贝母、丹参、桑白皮止咳平喘宣肺，通络活血；苏子、白芥子、莱菔子降气止咳化痰。本方虚中求实、标本兼治，共奏补益肺肾，纳气止咳平喘之功，与西药配合应用，故对肺心病心衰而致的喘逆气短、心悸神疲、额汗如珠等阴阳欲脱之证，有明显的疗效。

【方中按语】慢性支气管炎发展为肺心病是由肺及脾至肾，再累及心脏的传变过程，瘀血阻滞既是肺心病病理发展变化的产物，也是肺心病的一个重要因素。其病因病机虽很复杂，但气虚血瘀是其关键所在。

2. 滋养心肾汤

【原料组成】白芍、茯苓、生姜各9克，白术、甘草各6克，干姜、制附子、生附子各5克，人参3克。

【用量用法】用水浸泡方药约30分钟，然后用大火煎药至沸腾，再以小火煎煮30分钟。温服，每日分3次服用。

【主治功效】利水消肿，温补阳气。适用于肺源性心脏病。

【方义简释】方中的生附子、制附子温壮阳气，使水有所主，化气行水；人参、白术健脾利湿，使水有所制，并能生化气血，滋肾养心；干姜、生姜散寒温阳，发汗宣散，助附子温阳散寒，是于主水之中以散水；茯苓淡渗益气，助白术健脾益气，是于制水之中以利水；白芍既能敛阴和营，又能引药入阴而利水气，并能制约附子温燥之性，还能止痛缓急；甘草和中益气，气能化水。

【方中按语】根据患者气喘、心悸辨为心肺气不足；再根据患者下肢水肿、痰稀色白，小便不利辨为水气内停；患者手足不温、舌质暗淡、脉弱辨为阳气不足，以此辨为心肺水气证。方以四逆加人参汤散寒温阳，补肺益气，气化水气；以真武汤利水通阳，气化水津；加车前子、薏苡仁，渗利水湿，消水除肿；牛膝补肾益气，使水下行。

3. 通阳散水汤

【原料组成】制附子片 16 克，茯苓 11 克，白术、桂枝、白芍、炙甘草、生姜各 9 克。

【用量用法】先煎附片 1 小时，再与余药浸泡 30 分钟，共煎 30 分钟。每日 1 剂，将 2 次煎出的药液混合，日服 2 次。

【主治功效】化痰行水，温补脾肾。适用于肺源性心脏病。

【方义简释】有精神神经症状者加石菖蒲 9 克、远志 6～9 克、胆南星 9 克、磁石 28 克（先煎）；烦躁不安者加黄连 4.5 克。咳喘甚者加麻黄 6 克、细辛 3 克；痰多加苏子、白芥子各 9 克；胸闷加瓜蒌 9 克；尿少、浮肿甚者加葶苈子 18 克、泽泻 9 克；食欲不振或苔腻者加半夏 9 克、陈皮 5 克；恶心呕吐者加干姜 4.5 克。

【方中按语】慢性肺源性心脏病，临床表现以心悸、喘咳、肢肿，小便不利为主症，其病因为阳气衰微，痰浊恋肺，脾肾两虚，水气内停。上方以苓桂术甘汤合真武汤化裁而成，苓桂术甘汤温脾阳以化痰饮，附子大热可补肾壮阳，生姜散水通阳，芍药和里敛阴，使阳复而水消，则上述诸症自然蠲除。

4.通达阳气方

【原料组成】附子 6 克，麻黄 5 克，葶苈子、泽泻各 16 克，桃仁、五加皮、泽兰、苏木、苏子各 13 克，木防己 11 克，黄芪 18 克，党参 35 克。

【用量用法】水煎服，每日 1 剂，每日分 2 次服用，早晚各 1 次。

【主治功效】消肿利水。适用于慢性肺源性心脏病。

【方义简释】方中的麻黄一药，既取其发太阳之汗，以解表散寒邪，更重要的在于与温少阴之里寒、补命门之真阳，与附子相配以发越凝寒，通阳达气，改善患者"缺氧"状态；苏木、桃仁、泽兰、五加皮、木防己、泽泻化瘀活血，消肿利水；苏子、葶苈子降气涤痰平喘；党参、黄芪配苏木等活血益气，消肿利水。

【方中按语】中医学认为，阳虚气弱、痰瘀阻肺是肺心病的主要病理基础，急性发作期以肺肾阳虚为本，水气凌心、痰瘀阻肺、心脉瘀阻为标。因此，治疗当以化饮温阳、化瘀涤痰、活血益气为基本大法。

5.化瘀清肺救心汤

【原料组成】沙参、全瓜蒌、桃仁、紫苏子各 13 克，红参、当归、降香各 9 克，茯苓 18 克，紫河车 6 克，丹参 16 克。

【用量用法】先煎加水 500mL，沸腾后再小火煎 30 分钟，取第一汁 150mL，二煎加水 300mL，沸腾后再小火煎 20 分钟，取第一汁 100mL，二煎汁混合，分 2 次口服，日 1 剂。

【主治功效】通气化瘀，利湿健脾。适用于肺源性心脏病。

【方义简释】运用化瘀清肺救心汤治疗此病，其组方原则：以化瘀活血药为主，方中以红参补心益气；丹参、当归、桃仁为祛瘀活血之品；全瓜蒌、降香、紫苏子化痰利膈降气，痰瘀同治；沙参润肺，紫河车补肾，茯苓利湿健脾，杜绝生痰之源。全方起到了扶正祛邪，解毒清热，通利血脉，调理气机之作用。

【方中按语】肺心病属于中医学"肺胀"范畴，肺心病患者常出现面色紫暗，舌质有瘀斑，爪甲青紫，脉涩结代等症状，主要为痰瘀交结，脉络阻滞所致。其病理为本虚标实，以气虚为本，以气滞血瘀、水饮痰浊为标。

第八章　心脑血管病老药方

心脑血管疾病是心脏血管和脑血管疾病的统称，泛指由于高脂血症、血液黏稠、动脉粥样硬化、先天血管畸形、心脏结构病变、心肌病变等所导致的心脏、大脑及全身组织发生的缺血性或出血性疾病以及由于心脏泵功能衰竭，导致全身组织器官缺血缺氧表现的疾病。

心脑血管疾病是全身性血管病变或系统性血管病变在心脏和脑部的表现。其病因主要有四个方面：其一，动脉粥样硬化、高血压性小动脉硬化、动脉炎等血管性因素；其二，高血压等血流动力学因素；其三，高脂血症、糖尿病等血液流变学异常；其四，白血病、贫血、血小板增多等血液成分因素。

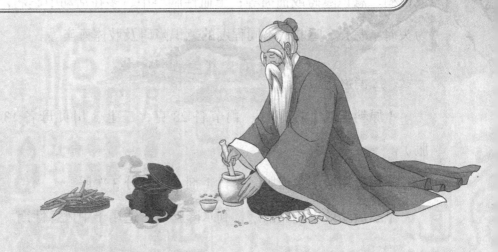

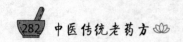

第一节　中风

脑卒中俗称中风，是一种急性脑血管疾病，是由于脑部血管突然破裂或因血管阻塞导致血液不能流入大脑而引起脑组织损伤的一组疾病。本病具有明显的季节性，寒冷季节发病率更高。脑卒中包括缺血性脑卒中和出血性脑卒中两类。

缺血性脑卒中，包括一侧肢体无力或麻木、一侧面部麻木或口角歪斜、说话不清或理解语言困难、双眼向一侧凝视、单眼或双眼视力丧失或模糊、意识障碍或抽搐等；出血性脑卒中，多在活动中起病，常表现为头痛、恶心、呕吐、不同程度的意识障碍及肢体瘫痪等。

1. 消瘀止血汤

【原料组成】白茅根、藕节各28克，三七、川贝母各13克（冲服）。

【用量用法】水煎服，每日1剂，每日分3次服。

【主治功效】止血消瘀，利水降脑压。适用于中风急性期。

【方义简释】方中的三七化瘀止血，化死血、消瘀血，不伤新血，具有止血与化瘀活血双重调理作用，对缺血性中风、出血性中风均可用；川贝母清热化痰，可除痰瘀所化之热痰、瘀热，痰消则可增强脑循环，降低颅内压；白茅根具有双重作用，既可利尿减少颅内压，又可止血、消瘀血。全方化瘀止血，止血无凝血之碍，化瘀无动血之嫌，利水而不伤阴，适用于各种缺血性、出血性中风。

【方中按语】中医根据中风急性期临床表现之病情轻重，传统上分为中经络和中脏腑。前者突发口舌歪斜，半身不遂，言语謇涩或偏身麻木；后者则兼见神昏与半身不遂。无论中经络或中脏腑，按病因而论，则不外缺血性中风和出血性中风两类，均应以止血消瘀、利水降脑压为治疗大法。

2.清热通腑方

【原料组成】玄参、麦冬各18克，半夏、胆南星、橘红、石菖蒲、郁金、黄芩各16克，川黄连13克，大黄15～23克，生地黄23克。

【用量用法】水煎服，每日1剂，每日分3次服。醒脑开窍，用安宫牛黄丸、清心丸、至宝丹之类。刺人中、水沟、十宣等穴以清神志。

【主治功效】清热化痰，通腑泄浊。适用于中风。

【方义简释】本方为清热化痰通腑之剂，治疗中风属于痰热内壅之闭证。方中半夏、胆南星、橘红化痰；黄芩、川黄连清热；石菖蒲、郁金开窍；生地黄、玄参、麦冬清热滋阴；大黄通腑泄热。

【方中按语】中医根据临床观察，此病很多人大便不通，甚至有七八日不下者，症见神志昏迷不醒，全身蒸蒸发热，脉象弦而有力，舌红绛苔黄燥。服此方后通利大便，下燥屎后，神志亦渐好转。

3. 补肾强筋方

【原料组成】木耳、桃仁、蜂蜜各 28 克。

【用量用法】将木耳用开水泡软，与桃仁、蜂蜜共捣为泥，蒸熟食之。

【主治功效】通络活血，益阴，补肝肾。适用于风中经络。

【方义简释】方中的木耳性味甘平微咸，滋阴养血，强筋补肾；既治肝肾不足，筋脉失养之腰膝酸软，四肢麻木，又治风寒湿痹，肢体麻木。桃仁性味苦甘平，功能祛瘀活血，通便润肠；用于多种血瘀症，如肝肾阴虚致瘀血阻滞的肢体麻木，关节肿痛，活动不灵等。蜂蜜性味甘微温，养阴生津，健脾和胃，滑肠润燥。三者合用，共补肝肾，通络活血，生津养阴。

【方中按语】用方提示：①孕妇禁用此方。②桃仁，宜捣碎入煎，便溏者不宜使用。有毒，不可过量，否则可出现目眩、头痛、心悸，甚至呼吸衰竭而死亡。

4. 清热化瘀汤

【原料组成】黛蛤粉、石决明各 28 克，生穿山甲（代用品）、僵蚕、旋覆花、赭石、知母、黄柏各 9 克，桑寄生 28 克，威灵仙、地龙各 13 克，豨莶草、竹茹各 11 克，鸡血藤 18 克，土鳖虫、全蝎各

3克。

【用量用法】水煎服，每日1剂，每日服3次。

【主治功效】平肝豁痰，通络活血。适用于中风中经络之实证。

【方义简释】方中的桑寄生、威灵仙、豨莶草皆为疏通经络之品；鸡血藤活血通络，加入穿山甲（代用品）、地龙、土鳖虫等通络活血之力更强；石决明镇肝息风；旋覆花、赭石平肝降逆；竹茹、黛蛤粉化痰清热；知母、黄柏滋水泻火；全蝎、僵蚕专息肝风而治口眼歪斜。此方活血之味较多，古人虽有治风先治血、血行风自灭之说，其实通络活血，使血栓疏散，血脉流通无阻，偏瘫自能痊愈。

【方中按语】此方为主加减治疗风中经络之气虚血瘀型患者近千人，发病在3个月内者，均取得较好疗效。以此方为基础加减，制成"通脉舒络液"，已广泛用于住院患者的治疗。对1年以上者，则只能改善部分症状。另需要坚持用药1～3个月，不要间断，它起效较缓，不可图速效而朝令夕改。在中风后遗症康复时，根据本方原则，辨证加减，亦取得良好效果。

5. 宣通经络汤

【原料组成】桑寄生28克，黄芪、党参、鸡血藤各18～28克，威灵仙13克，当归、白术、地龙、僵蚕各9克，熟地黄、杭白芍、豨莶草各11克，全蝎3克，白附子2克。

【用量用法】水煎服，每日1剂，每日分3次服。

【主治功效】活血益气，宣通经络。适用于中风中经络之虚证。

【方义简释】此方有补气养血、经络宣通的作用。中医有"气为血之帅，血为气之母"之说，也就是说血为气的物质基础，气为血的循行动力。本方黄芪、党参、白术补气以健脾；当归、杭白芍、熟地黄养血以柔肝，再配以通络活血之品，俾正气充足，循环旺盛，自易恢复。

【方中按语】对于中风的治疗，古人多以祛外风之品为主，如秦艽、羌独活、防风、荆芥、麻黄、桂枝等。从现代医学看，病变主要为血管壁硬化，逐渐变窄，加之血栓堵塞，血液瘀滞，脑小动脉血行受阻而致病，治疗以扩张血管和抗凝血为主。从这个角度看，祛风药根本不起作用，而活血通络、祛痰化湿，可使血脉流通，条达经络。

第二节　冠心病

冠心病是指冠状动脉粥样硬化或是冠状动脉痉挛造成血液阻塞导致心肌缺血缺氧而形成的心脏病。冠心病属中医学"胸痹"范畴，临床认为，本病多属本虚标实，本为心气虚，标为血瘀、痰凝、气滞所致。

导致冠心病的危险因素有很多，除了年龄、遗传因素等不可控的因素外，还包括高血压、血脂异常、糖尿病、超重、肥胖、吸烟等可控的因素，对这些因表进行积极防控，将有助于防治冠心病。

1.通络止痛汤

【原料组成】丹参、赤芍、葛根、炒酸枣仁各28克，黄芪50克，乳香、当归、没药各13克，川芎、桑寄生、甘草各6克。

【用量用法】水煎服，每日1剂，每日2次，早晚分服。

【主治功效】活血益气，止痛通络。适用于冠心病、心绞痛。

【方义简释】方中的黄芪、甘草、川芎活血益气；丹参、赤芍化瘀活血；乳香、没药通络活血止痛；当归、葛根活血通络；桑寄生活血补肾；炒酸枣仁益气安神。将药相合共奏活血益气、止痛通络之功，正与气虚血瘀之病机相符，故可取得良好疗效。

【方中按语】中医学认为，身体血液的正常运行依靠气的温煦和推动，若心气不足无力推动血液正常运行就会导致血瘀，血瘀是气虚的结果，气虚是血瘀的原因。临床表现多为胸痛胸闷，倦怠乏力，心悸气短。心血以通为顺，气虚则血液运行乏力、滞涩，气血瘀滞不行则胸痛胸闷，治以益气活血。

2.益气通阳汤

【原料组成】黄芪30～60克，枳壳、桔梗、红花、桃仁、赤芍、川芎、柴胡、牛膝、当归、生地黄、生甘草各13克，桂枝10～16克。

【用量用法】水煎服，每日1剂，每日分2次，早晚分服。

【主治功效】益气通阳，活血化瘀。适用于冠心病。

【方义简释】方中的桃仁、红花、川芎、赤芍祛瘀活血；当归、生地黄活血养血；柴胡、枳壳理气疏肝；牛膝通经破瘀；桔梗入肺经；生甘草缓急，通百脉以调和诸药；桂枝温心通阳。治本应着眼于补，治标应着眼于通。黄芪可升阳益气，恢复心肌细胞活力，故适用于冠心病，且以本虚为主的患者。

【方中按语】益气通阳汤在药物配伍中的特点如下：①气血兼顾，以化瘀活血药为主，理气药为辅，寓行气于活血之中；②活中寓养，活血不耗血，瘀去不伤正，理气不伤阴；③升降同用，以宣畅气机。根据中医学"气滞则血瘀"的理论，本方在活血化瘀之药中配以补气之品。

3. 益气止痛方

【原料组成】当归、三七、丹参、石菖蒲各13克，党参、黄芪各28克，酸枣仁18克，炙甘草5～13克。

【用量用法】水煎服，每日1剂，每日分2次，早晚分服，2周为1个疗程。

【主治功效】通痹益气。适用于冠心病、心绞痛。

【方义简释】方中的党参、黄芪温补阳气，气旺血自行；当归、三七、丹参化瘀活血止痛；石菖蒲化痰开窍；酸枣仁安神养心；炙甘草益气健脾，缓急止痛。将药合用，能达益气通痹的功效。

【方中按语】冠心病心绞痛其病在心，心居胸中，为"君主之官"，统领五脏，属火，为阳中之阳，生命依赖于心阳的温煦。"血气者，喜温而恶寒，寒则泣而不能流。"故心气虚，心阳不振，则血不行，导致脉不通，则产生胸痹而痛，即心绞痛。可知心绞痛的主要病因是心阳气虚为主（即本虚）。

4. 补气温阳汤

【原料组成】瓜蒌28克，黄芪118克，僵蚕、桃仁、红花、当归、甘草、川芎各13克，薤白、泽兰、桔梗、地龙各16克，柴胡、枳壳各11克，川牛膝18克。

【用量用法】水煎服，每日1剂，每日2次，早晚空腹服。

【主治功效】活血祛瘀，补气温阳。适用于冠心病。

【方义简释】方中的黄芪补心益气；当归、川芎、桃仁、红花、泽兰、川牛膝化瘀活血；瓜蒌、僵蚕、薤白、地龙通络祛瘀化浊；柴胡、枳壳、桔梗、甘草解郁疏肝、宣通心肺之气。诸药合用，心气旺盛，瘀化血活，痰化络通，血脉流畅，故本方治疗冠心病，疗效满意。

【方中按语】中医学认为，心主血脉，血行脉中，血依赖于心脏的搏动输送到全身，包括灌注到冠状动脉，营养心脏。心脏的正常搏动主要依赖心气的推动，血液周流不息，是心气的正常功能所在。冠心病多在43岁以后发病，人过43岁，气血不足，尤其气虚证候渐渐显露，气虚为发病之本，瘀血痰浊瘀阻心脉为标。

5. 助阳化气汤

【原料组成】干姜、制附子、生附子各5克，白术、炙甘草各6克，人参3克，茯苓、白芍、生姜各9克。

【用量用法】先用武火煎药至沸腾，再文火煎煮30分钟。每日1剂，分3次温服，7剂为1个疗程，需用药3个疗程。

【主治功效】温阳补气，利水消肿。适用于冠心病。

【方义简释】方中的生附子、制附子温阳壮气，回阳救逆；干姜温脾暖胃，助附子温阳补气；人参大补元气；白术、茯苓益气健脾，使脾能运化水湿；生姜宣散水气；白芍入阴而制约辛热药伤阴；炙甘草益气和中，助阳化气，气以化水。

【方中按语】患者手足不温、因凉诱发辨为阳虚，夜间痛甚如针刺、舌质暗紫辨为瘀阻，因劳累加重辨为虚，又因苔薄白略腻证为寒痰，以此辨为寒凝血瘀。方以散寒温阳，止痛通脉，化瘀活血。诸药相互为用，以奏其效。

❀ 6. 补肾活血汤

【原料组成】丹参、赤芍、酸枣仁各28克，黄芪50克，葛根30克，川芎、桑寄生各16克，当归、乳香、没药各13克，甘草6克。

【用量用法】水煎服，每日1剂，每日2次，早晚分服。

【主治功效】活血益气，通络止痛。适用于冠心病。

【方义简释】方中的黄芪、甘草、川芎活血益气；丹参、赤芍化瘀活血；乳香、没药活血止痛通络；当归、葛根通络活血；桑寄生活血补肾；酸枣仁安神益气。将药相合共奏活血益气、止痛通络之功，正与气虚血瘀之病机相符，故可取得良好疗效。

【方中按语】中医学认为，血液的正常循行依靠气的温煦和推动，心气不足无力推动血液正常运行则导致血瘀，血瘀是气虚的结果，气虚是血瘀的原因，二者互为因果。临床中常见患者胸痛胸闷，倦怠乏力，心悸气短。心血以通为顺，气虚则血液运行乏力、滞涩，气血瘀滞不行则胸痛胸闷，治以活血益气。

7.升阳益气汤加味

【原料组成】人参6克（或党参10~16克），黄芪28克，白术、当归、陈皮各13克，升麻、炙甘草各5克，柴胡9克。丹参、茯苓各18克。

【用量用法】将人参先泡30分钟，合诸药加水适量，小火煎煮半小时，取汁400mL，早晚2次温服。服药2周为1个疗程，可连续服用3个疗程。

【主治功效】益气升阳，调补脾胃。适用于冠心病、心绞痛。

【方义简释】本方以黄芪为主，补中益气；白术、人参、炙甘草健脾益气；柴胡、升麻清阳升举；当归、丹参补血活血；陈皮理气以使补而不滞；茯苓健脾利水，安神养心。

【方中按语】冠心病辨证应分虚实，虚证多为心气虚，但心气虚兼见脾气虚的病证也不少见，如若单用补益心气之法临床疗效并不满意，补中益气汤加味调补脾胃，升阳益气。

第三节　心绞痛

心绞痛是由于冠状动脉供血不足，心肌急剧的、暂时的缺血与缺氧所引起的临床综合征，以发作性胸痛或胸部不适为主要症状。根据发作状况和机制，将心绞痛分为稳定型、不稳定型和变异型三种类型。

稳定型心绞痛，疼痛通常由体力运动或情绪激动诱发，一般不超过10分钟；不稳定型心绞痛，疼痛的出现难以预测，在休息时也会发生；变异型心绞痛，一般是由冠状动脉痉挛引起的，通常在休息时发生，尤其是夜间，常伴有出汗，使用心绞痛药物可缓解。

1.补肾助阳汤

【原料组成】淫羊藿 16 克，桑寄生 16 克，女贞子 18 克，补骨脂 16 克，川牛膝 16 克，丹参 28 克，三七 3 克，檀香 16 克，川芎 11 克，当归 11 克。

【用量用法】水煎服，每日 1 剂，每日 2 次，早晚分服。

【主治功效】适用于心绞痛血瘀肾虚，心脉痹阻证，其症见胸闷胸痛，气短乏力，心悸失眠，后背部有紧缩感，烦躁不安，纳差，二便调，舌质紫暗有瘀斑，脉虚涩。

【方义简释】方中桑寄生肾气平补；淫羊藿、补骨脂助阳补肾；女贞子滋阴补肾；川牛膝补肾通经；丹参、川芎、当归、三七活血化瘀；檀香止痛理气。诸药合用，共奏益气补肾、化瘀活血、理气止痛之功效。

【方中按语】老年人普遍存在生理性肾虚，且生理性肾虚存在血瘀，而疾病过程中所出现的肾虚也存在血瘀。瘀血不行，阻滞心脉，心脉不通，故见胸闷、胸痛。肾虚必兼血瘀，瘀血又加重肾虚，肾虚与血瘀并存，肾虚为本，瘀血为标。因此，在治疗老年冠心病心绞痛的过程中应以补肾益气、活血化瘀为主。冠心病心绞痛属中医学"胸痹心痛"范畴。老年冠心病心绞痛是一种常见病、多发病，虽然病位在心，但与肾有密切关系。肾虚是人体衰老的主要原因。肾为先天之本，内藏元阴元阳，肾阳虚则心阳不振而阴寒自生，寒凝则血瘀，血运不畅，不通则痛；肾阴不足则心之阴血耗损，阴血亏虚不能滋养心脉，心脉失养而发胸痛。现代研究也证实，人体衰老的实质是肾虚。

2.行气止痛汤

【原料组成】郁金、瓜蒌、枳壳各13克，生地黄、王不留行、菊花各18克，檀香（后下）、丹参、赤芍各16克，延胡索、炙甘草各9克，蒲黄6克。

【用量用法】水煎服，每日1剂，每日2次，早晚分服。

【主治功效】行气止痛，祛瘀通脉。适用于劳力性心绞痛。

【方义简释】方中生地黄养阴；炙甘草补中益气；丹参、赤芍、王不留行祛瘀活血而通血脉；延胡索、蒲黄化瘀；檀香、枳壳调畅气机、行气活血；郁金、瓜蒌通窍涤痰、利气宽胸；菊花化瘀清热。诸药合用，共奏通脉祛瘀，止痛行气之功。

【方中按语】心绞痛多为60岁以上的老年人，年高致元气逐渐虚损，阴津暗耗，脏器衰微，胸痹反复发作，耗气伤阴，导致病情加重。临证若单视病情，仅给以化痰、理气、温通之法，往往会加重气阴耗损。劳力性心绞痛辨证多为气阴两虚、痰瘀互结，许多患者有阴虚致热、痰热互结的现象。痰瘀阻滞心脉日久，不仅可耗散心气，亦可伤阴化热。故对胸痹气阴两虚、痰热互结之证，应治以养阴益气、清热化痰。

3. 养阴除烦汤

【原料组成】麦冬30～60克，人参9～11克，五味子6～11克，当归9～28克，石菖蒲9～16克，知母20～28克。

【用量用法】水煎服，每日1剂。

【主治功效】通脉活血，除烦养阴。适用于心绞痛，冠心病。

【方义简释】方中的麦冬、人参、五味子为生脉散，麦冬性味苦寒，补水源，而清燥金。五味子之酸以泻火。是中医治疗热伤元气、汗出不止、脉虚数之主方。人参甘温能大补元气，强心复脉。五味子益气生津，其性酸敛，以防心气耗散。诸药合用，具有大补元气，除烦养阴，通脉活血，通便利水的作用。

【方中按语】冠心病心绞痛之基本病机为本虚标实。本虚者，胸阳不振，失于温煦，致运血无力，心脉痹阻；标实者，气滞痰阻，寒凝血瘀，致胸阳不宣，心脉挛急。前者类似西医冠状动脉硬化性心脏病，后者与冠状动脉痉挛疼痛相似。但总的病理机制关键在于胸阳不振，机枢痹结。

4.开窍祛痰汤

【原料组成】远志、石菖蒲、橘红、桂枝、甘草各13克，党参、黄芪、酸枣仁、半夏、茯苓、丹参各16克，枳实5克。

【用量用法】水煎服，每日分2次温服，1天1剂，12剂为1个疗程。完全缓解再继服1个疗程。治疗期间应调情志，注意休息，禁烟酒等辛辣食品，忌厚味。

【主治功效】适用于心绞痛气虚痰瘀证，其症见胸闷气短，心前区疼痛牵连背部，每日发作频繁，容易出汗，稍活动即有心慌心跳，夜间难以平卧，舌淡、苔薄微腻，脉沉细涩，面色较暗。

【方义简释】开窍祛痰汤是以温胆汤加减化裁而成，方中橘红、半夏、枳实化痰理气，石菖蒲开窍豁痰、和中化湿；党参、黄芪、酸枣仁、远志、茯苓、甘草补益心气而安神；丹参通脉活血；桂枝温经通阳。诸药合用，有提高心脏动力，清除痰浊瘀血，提高冠脉血流量，减少血脂及血黏度，改善血液循环的良好作用，对老年冠心病心绞痛有很好的疗效。

【方中按语】老年冠心病、心绞痛患者病程较长，缠绵不愈，年老体弱，多数伴有肾虚证候，肾气不足，心气亦随之衰退，临床往往出现心肾两虚。现代研究证明，肾虚是致病的主要原因，这与年龄、体质，特别是免疫和性腺功能减退有关。

5.疏通血脉方

【原料组成】党参 16 克，黄芪 38 克，赤芍 16 克，川芎 13 克，桃仁 13 克，红花 13 克，丹参 28 克。

【用量用法】水煎服，每日 1 剂，每日分 3 次服。

【主治功效】适用于心肾不足心绞痛，心血瘀阻证，其症见发作性胸闷胸痛，疼痛较剧，痛如针刺，面色晦暗，心悸怔忡，头发干枯，腰膝酸软，肌肤甲错，气短乏力，夜尿频数，舌紫暗有瘀斑，脉弦涩。

【方义简释】方中重用黄芪，与党参一起大补元气，借其力专性走周行全身，使气旺血行，瘀祛络通，祛瘀而不伤正；川芎消瘀血养新血，为血中气药，功效化瘀活血，芳香走窜，散结通阳；丹参通利血脉，散结活血，止痛行气，具益气之功；赤芍疏通血脉，助川芎行血中之滞；桃仁、红花通瘀活血。上药合用，共奏补肾益气活血通脉之功。

【方中按语】心绞痛属中医学"胸痹""心痛""心悸"范畴，临床有虚实之分，实为寒凝气滞血瘀，痰浊痹遏胸阳，阻滞心脉；虚为心脾肝肾亏虚，心脉失养。临床表现多为虚实夹杂，本虚标实是其主要病机。本病多见于中老年人，年过半百，精气亏虚，痰浊瘀血气滞等易致心脉痹阻而发病。在各种致病因素中，气虚痰浊是主要的致病因素，老年人各种生理机能衰退，运化力弱易致水湿不化而生痰浊。痰浊又可成为致病因素，阻遏气机，影响气血的运行，损伤阳气导致心绞痛发作。

❀ 6. 疏肝理气汤

【原料组成】川芎、蒲黄、红花各 16 克，桃仁、郁金、五灵脂、当归、地龙、降香、枳壳各 13 克，琥珀（冲服）3 克，黄芪 18 克。

【用量用法】水煎服，每日 1 剂，每日 2 次，早晚分服。

【主治功效】活血化瘀，疏肝理气。适用于冠心病心绞痛。

【方义简释】方中川芎、郁金解郁行气，活血止痛；降香、枳壳降气散瘀活血；桃仁、红花、蒲黄、五灵脂止痛活血；地龙通络平喘利尿；黄芪、当归补气养血活血；琥珀散瘀活血，安神定惊。全方散中有收，升中有降，虚实兼顾。通过临床加减，其针对性更强，效果更好。

【方中按语】冠心病心绞痛属中医学"厥心痛""胸痹"范畴。其病因很多，病机是本虚标实。巢元方曰："心脉急者，为心痛引背。"精神紧张是冠心病患者心肌缺血的重要诱因。暴怒能引起冠状动脉血流量剧减，并能通过神经及内分泌引起冠状动脉收缩和水钠潴留。肝郁气滞、气虚血瘀可使五脏之气逆乱，侵入心脏而发病。故治以益气活血、疏肝解郁之法，采用自拟方药治之。

❀ 7. 理气和气方

【原料组成】丹参 28 克，黄芪 28 克，葛根 28 克，水蛭 13 克，瓜蒌壳 16 克，薤白 13 克，檀香 13 克，山楂 16 克。

【用量用法】水煎服，每日 1 剂，每日分 2 次服。

【主治功效】助阳益气。适用于心痛胸痹。

【方义简释】方中的黄芪是补气良药，较之党参作用更强，而且善补胸中大气，大气壮旺，则气滞者行，血瘀者通，痰凝者化，此即"大气一转，其结乃散"之谓。因此，临证不仅对气虚表现明显者要用黄芪，且对血瘀气滞、痰瘀阻碍者，也常以黄芪配伍他药同用，可增加疗效。

【方中按语】中医学认为，气血为人之根本，贵在流通，所以无论属实属虚，均应配合运用理气活血药。

第四节　脑血栓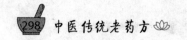

脑血栓是指脑动脉由于局部血管自身病变而继发血栓形成导致血管壁增厚、管腔狭窄或闭塞，引起脑局部血流减少或供血中断，脑组织缺血、缺氧、坏死而出现局灶性神经功能缺损的症状和体征。

临床上，脑血栓以偏瘫为主要临床表现。脑血栓轻微者表现为一侧肢体活动不灵活、感觉迟钝、失语，严重者可出现昏迷、大小便失禁甚至死亡。本病多发生于 50 岁以后，男性略多于女性。

1. 化痰利湿汤

【原料组成】当归尾、赤芍、地龙、川芎、桃仁、红花、泽泻、山楂各 10 ~ 18 克，黄芪 15 ~ 118 克。

【用量用法】水煎 2 次，兑匀，每日分 2 次温服，每日 1 剂，饭后服。

【主治功效】化瘀通络，益气行血，化痰利湿。适用于脑血栓形成。

【方义简释】本方以大剂量黄芪大补元气以起痿废；当归尾、川芎、赤芍和营活血；桃仁、红花、地龙通络化瘀；泽泻、山楂利湿健脾，化痰通络。

【方中按语】化痰利温汤具有降低血液黏稠度和升高红细胞表面电荷的作用，能抑制血小板聚集和释放反应，具有抗凝、溶血栓、降血脂、促进能量代谢及减轻脑水肿时氧自由基损伤、促进神经损伤修复的作用；泽泻的主要化学成分为三萜类化合物，有阻止血脂在血清内滞留或渗透到血管内壁的功能，并能促进胆固醇的运输和消除；山楂所含黄酮类、解酯酶等有降血脂，扩血管及改善心肌及脑细胞代谢的作用。

2. 祛风活络汤

【原料组成】葛根、羌活、当归各 16 克，川芎、桂枝、鸡血藤各 28 克，黄芪 60 ~ 118 克，地龙、三棱、莪术、石菖蒲、乌梢蛇各 13 克，甘草 6 克。

【用量用法】水煎服，每日1剂，每日3次温服。

【主治功效】活血益气，温通络脉，祛风活络，豁痰开窍。适用于脑血栓形成。

【方义简释】方中重用川芎息风活血，引药上行；桂枝、葛根、羌活通脉温经，调和营卫；地龙、乌梢蛇舒筋活络；三棱、莪术破血行气化瘀；石菖蒲豁痰开窍；当归、鸡血藤补血活血，祛瘀而不伤正；黄芪配甘草益气健脾。诸药合同，共奏益气活血，豁痰开窍，通经活络之功。

【方中按语】祛风活络汤应在患者病情稳定后服用。服药过程中，个别患者会出现手足肿胀现象，为正常药物反应，继续服药，肿胀即可自消。

3. 化瘀补肾汤

【原料组成】当归、川芎各13克，黄芪80克，牛膝、白芍各16克，地龙、桃仁各11克，红花8克，丹参28克，桂枝9克，山茱萸11克，肉苁蓉、杜仲各18克，全蝎6克。

【用量用法】水煎服，每日1剂，每日分2次煎服，14天为1个疗程。

【主治功效】活血益气，补肾化瘀。适用于脑血栓形成。

【方义简释】方中重用黄芪益气，行血；川芎、白芍、当归养血活血；杜仲、肉苁蓉、山茱萸补肾；桃仁、红花、丹参化瘀活血；桂枝、牛膝、地龙通络；全蝎祛风开窍。

【方中按语】脑血栓是随年纪的增长，脑功能退化的自然规律，但若喜食肥甘厚味，暴饮暴食，缺少劳动或体育锻炼，或房事不节，性欲无度，均会导致脑血栓过早出现。注意饮食调节与节制性生活，加强锻炼，对防止脑血栓有重要作用。

4.天麻通络汤

【原料组成】紫丹参、赤芍、钩藤、石决明各 11 克，天麻、姜半夏各 13 克，石菖蒲、陈皮、郁金各 6 克，甘草 5 克。

【用量用法】水煎服，每日 1 剂，煎汤 200mL 口服。每日分 2 次服，2 周为 1 个疗程。

【主治功效】化痰平肝，通络活血。适用于脑血栓形成。

【方义简释】紫丹参具有降低血小板聚集、抗凝、抗血栓的作用，使血黏度减轻，血流加速，毛细血管网开放，改善微循环。

【方中按语】本方既可以发挥其"活血"功能以改善微循环，促进侧支循环的建立，又可以发挥其"化瘀"功能，以促进血栓溶解。

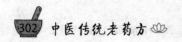

第五节　心律失常

心律失常是由于窦房结激动异常或激动产生于窦房结以外，激动的传导缓慢、阻滞或经异常通道传导，即心脏活动的起源和（或）传导障碍导致心脏搏动的频率和（或）节律异常。心律失常是心血管疾病中重要的一组疾病。

心律失常可单独发病，亦可与其他心血管病伴发。按照主要病因，可将其分为遗传性和后天获得性。其中后天获得性包括生理性因素和病理性因素，心脏以外的器官发生结构或功能改变时亦可诱发心律失常。

1.黄芪养心汤

【原料组成】黄芪 38 克，丹参、黄精各 28 克，炙甘草、川芎、苦参、五味子各 13 克，酸枣仁 11 克，远志 5 克，茯苓、党参、熟地黄各 16 克。

【用量用法】水煎服，每日 1 剂，加水 500mL，煎至 250mL，分 2 次服，12 剂为 1 个疗程，每个疗程之间，根据病情间隔 3 ～ 5 天。

【主治功效】活血行气。适用于心律失常心神失养。

【方义简释】方中重用黄芪为君，养心益气；黄精、党参、炙甘草为臣，君臣协力大补元气、养心气，资脉之本源；五味子收敛心气，与熟地黄合用能固元益肾；茯苓、酸枣仁、远志共奏养心安神之功，定心镇气，治失眠健忘；丹参、苦参强心活血，安五脏；川芎为血中之气药，有活血行气之功，辅佐君臣。因此，本方适用于心气亏虚型老年心律失常的治疗。

【方中按语】冠心病属中医学"胸痹""厥心痛""真心痛""心痛"范畴，心律失常属中医学"心悸"范畴。临床表现顽固，病程较长，容易反复，病情危重。现代医学关于冠心病的病理机制与中医学理论"不通则痛"密切相关。因此，疏通经络，软化血管，解除血管痉挛、狭窄，改善心肌血液循环，纠正缺血缺氧状态，营养心肌是治疗冠心病的要务。

2. 温阳强心汤

【原料组成】茯苓 11 克，桂枝、白术、甘草、血竭、鸡血藤、川芎、苦参各 13 克。

【用量用法】水煎服，每日 1 剂，早晚 2 次服，28 天为 1 个疗程。

【主治功效】活血化瘀。适用于心律失常阳虚水饮血瘀证。

【方义简释】本方是张仲景治疗脾虚水停之方，以鼓舞脾阳，化湿利水。方中桂枝、甘草性味辛甘化阳，化气通阳；茯苓、白术健脾淡渗，恢复脾之运化功能，化生气血，清除水饮；甘草能"下气除烦"，补中，阳气振奋，血脉充足，使心有所养，症状消除；血竭、鸡血藤、苦参共用，化瘀活血，疏通心脉；川芎宣通心气。诸药合用，达到温阳强心、宽胸通脉的功用。

【方中按语】心律失常是常见病多发病，多见于60岁以上老人，它影响老年人的生活质量并严重威胁其生命。中医临床实践表明，心血不足、水饮瘀血阻滞是老年人心律失常常见病机之一。而这些病理的形成，与老年人机体衰退，脾胃虚弱，阳气不足有关。因此，在临床中选用温阳化气行水之本方加味，治疗老年人阳虚水饮血瘀证的心律失常，收到了较好的疗效。

3. 温通心脉宁

【原料组成】龙骨、牡蛎各18克，黄芪、葛根、丹参各28克，白芍16克，桂枝、川芎、五味子各13克。

【用量用法】水煎服，每日1剂，每日2次，早晚分服。

【主治功效】活血益气，安神定悸，温通心阳。适用于心律不齐。

【方义简释】方中的黄芪、丹参补气活血，提高心肌血液循环，营养心肌，川芎活血、补血养血辅助黄芪、丹参；葛根通脉升阳；桂枝温阳通心；龙骨、牡蛎潜镇安神定悸；五味子敛心气，安心养神，白芍止痛缓急。诸药配伍后，具有活血益气，温阳通心，安神定悸的作用。

【方中按语】老年性心律失常发病机理多以虚为主，本虚标实。老年人脏气日虚，心脉随之衰退，心气虚，无力推动血液在脉管中正常运行，是老年心律失常最为常见的机理。心气不足，心失温养，则见心悸气短；胸中宗气运转无力故胸闷乏力；失眠健忘等均为心气虚，心神被扰之象。故治以益气养心，镇静安神。

4. 温通经脉汤

【原料组成】 桂枝 11 克，细辛 10 ~ 16 克，淫羊藿 16 克，黄芪 30 ~ 60 克，红参 6 ~ 16 克（另炖），麻黄 4 克，巴戟天、熟附子（先煎）、炙甘草各 13 克。

【用量用法】 水煎服，每日 1 剂，早晚 2 次，28 天为 1 个疗程，饭后服。

【主治功效】 散寒温阳。适用于心气不足、心律失常，心阳不振证。

【方义简释】 温通经脉汤以熟附子、巴戟天、淫羊藿温经通脉，振奋心肾阳气；红参补元气，鼓舞气血运行；黄芪、炙甘草补心益气；细辛、桂枝、麻黄活血温经散寒，宣畅心脉。尤其细辛性味辛温，既温运心阳，又鼓舞肾阳，斡旋上下，用量 10 ~ 16 克，轻则难以奏效。全方具散寒温阳、益气复脉之功，并于临床变通，可使心阳振奋，痰化瘀消，心脉复畅，失常之心律恢复正常。

【方中按语】 心律失常属中医学"惊悸""眩晕""胸痹""厥脱"等范畴。中医摸脉象以沉、细、弱、迟、涩、结、代为主，临床表现常有心悸或怔忡，胸闷气短，腰膝酸软，疲乏无力，耳鸣，纳差腹胀，便溏尿频等症状。病机为心气不足，心肾阳虚；气虚无力推动血运，则心血阻滞；阳虚则寒凝，痰浊不化。治当标本兼顾。

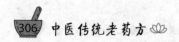

第六节　高脂血症

高脂血症常被称为高血脂，医学上又称为血脂异常，通常指血浆中甘油三酯和胆固醇升高，也包括低密度脂蛋白胆固醇降低。高脂血症可以分为原发性和继发性两大类。

原发性是由于单基因缺陷或多基因缺陷，使参与脂蛋白转运和代谢的受体、酶或载脂蛋白异常所致，或由于环境因素和通过未知的机制而致。

继发性多发生于代谢性紊乱疾病（糖尿病、高血压、肝肾疾病），或与其他因素，如年龄、性别、季节、饮酒、吸烟、饮食、体力活动、精神紧张、情绪活动等有关。

1.益气降脂汤

【原料组成】红花 16 克，葛根、决明子、山楂、何首乌各 28 克，泽泻、姜黄、淫羊藿各 18 克。

【用量用法】水煎服，每日1剂，每日3次，分早、中、晚温服。28天为1个疗程，复查血脂，连用2个疗程。

【主治功效】滋肝补肾。适用于老年高脂血症。

【方义简释】本方在运用时重用何首乌、淫羊藿滋肝补肾；合用红花、山楂化瘀活血，促血运行；配用姜黄行气疏肝，使气机调畅；用泽泻等健脾利湿、化痰浊。诸药合用，扶正祛邪，化浊祛瘀而不伤正，滋肝补肾健脾而不留邪。

【方中按语】高脂血症的发生是由于过多食入膏粱厚味，或因体内脂质代谢紊乱所致。若患者素体有肝肾虚损，再加之胃失和降，脾失健运，肝失疏泄条达之职，均可使脂质代谢紊乱，而致本病。在益气降脂汤的基础上，辨证变化运用，均可取得较为满意的疗效。

2. 补肾固本汤

【原料组成】山楂、枸杞子、黄芪、菟丝子各28克，三棱、莪术、当归、赤芍、水蛭、泽兰各16克，川芎9克。

【用量用法】水煎服，每日1剂，每日分3次服。

【主治功效】活血化瘀，补肾固本。适用于老年高脂血症。

【方义简释】方中的枸杞子、菟丝子固本补肾；黄芪大补元气，以助气血运行；三棱、莪术消瘀破血，既可行血中之滞，又能行气健脾消积，以促进脂质吸收利用；当归、川芎、赤芍、泽兰化瘀活血。此外，中医在辨证论治的基础上，选用经药理研究证实，具有降脂作用的药物如山楂、水蛭等。诸药合用，标本兼顾，共收补肾、化瘀活血之功。一般中老年高脂血症，服用本方 8 ~ 10 剂后，大多可获较好的疗效。

【方中按语】高脂血症为本虚标实之病。以肾虚为本，瘀血为标，其病机为肾虚血瘀。故拟定了活血补肾化瘀的治则，并自制补肾固本汤。

3. 黄芪降脂方

【原料组成】黄芪、生蒲黄、海藻、水蛭、苍术、虎杖等适量。

【用量用法】水煎取浓汁，小火熬煳，放入龟甲胶、鹿角胶、白文冰，熔化收膏。每晨以沸水冲饮一匙。

【主治功效】健中补气。适用于老年高脂血症。

【方义简释】黄芪为补气之主药，健中补气，气行则血行，研究表明，黄芪有扩张血管，提高血液循环，降低血液黏滞性等作用；黄芪伍苍术健脾补气，复脾升清降浊之能，且补而不滞，可谓治本；生蒲黄化瘀活血。药理研究证实，含有较多的植物固醇，可与胆固醇竞争酯化酶，减少胆固醇的吸收。全方体现了标本兼治的治疗思路。

【方中按语】本方为中医治疗高脂血症经验方。高脂血症发病原因多为饮食不节，少劳过逸，过食肥甘厚味，导致脏腑功能失调，致使浊脂留滞于血脉所致，临床上多表现为本虚标实之证。因此，在治疗高脂血症时，重视从补肝益肾、运脾化痰、气血双调三方面进行论治，并注重化浊祛瘀、活血通气。

4. 祛瘀生新汤

【原料组成】红花、桃仁、生地黄、丹参、当归、泽泻、地鳖虫等适量。

【用量用法】水煎服，每日 1 剂，每日 2 次，早晚分服。

【主治功效】补血活血。适用于老年高脂血症。

【方义简释】方中的桃仁破瘀强劲，红花行血力胜，二药伍用，药力促进，通络活血，生新祛瘀；生地黄入肾，补阴壮水，敛阴益血，二味为补血之正药；当归性柔而润，补血活血，调经祛瘀；泽泻甘淡，泄浊渗湿；丹参性味苦寒，祛瘀活血；地鳖虫搜剔通络，活血散瘀。全方共奏化瘀泄浊、祛瘀生新之功。

【方中按语】中医从泄浊化瘀、健脾养肝、和胃健脾三个阶段治疗高脂血症，但痰浊瘀阻于心脉，久则易成胸痹，阻于脑络，易成中风，故唯以泄浊化瘀为要。故拟泄浊化瘀汤，紧扣高脂血症病机。

5. 补肾填精汤

【原料组成】黄精、淫羊藿、茵陈、泽泻各 11 克，何首乌、山楂各 16 克，姜黄、石菖蒲各 9 克，大黄、陈皮各 6 克。

【用量用法】水煎服，每日 1 剂，每日 2 次，取汁 150mL，早晚分服，28 天为 1 个疗程。

【主治功效】填精补肾，化瘀祛浊。适用于高脂血症，证属肾精亏虚、湿浊郁滞。

【方义简释】方中的何首乌、黄精、淫羊藿填精补肾，阴阳并补；石菖蒲、泽泻、茵陈、陈皮降浊除湿；山楂、姜黄、大黄活血通络化瘀。若肝阳上亢，头痛眩晕者，加天麻、钩藤以潜阳平肝；胸闷心悸，舌紫黯者，加瓜蒌、薤白理气宽胸；脾胃虚弱突出者，加黄芪、党参、山药增强健脾益气之效。

【方中按语】本方主要药物用量偏大，一般当用至 18 ~ 28 克，以患者服后大便微泻（日 2 次）为度，故应随时调整方中大黄的用量。若患者服第 1 剂药时即出现腹痛或腹泻，可不减药量，因多数患者继续服药后，腹痛或腹泻可自行消失，大便转为稍稀，每日 2 次；若腹痛腹泻不减者，当减大黄用量。另外，个别患者在服药过程中可能出现血脂升高的现象（多在第 2 个疗程之后出现），但继续服药后，一般会逐渐降低，并不影响疗效。

6. 水蛭排毒汤

【原料组成】水蛭、瓜蒌各 16 克，茯苓、半夏、香附各 13 克，川芎、泽泻各 11 克，山楂 18 克。

【用量用法】水煎服，每日 1 剂，每日分 3 次温服。

【主治功效】化瘀活血，通脉降脂。适用于高脂血症。

【方义简释】中医从痰瘀入手，以化痰活血立法，自拟水蛭排毒汤，随证变化施治，取得了较好疗效。重用水蛭、川芎破血逐瘀，以荡涤脉道之瘀浊；瓜蒌、半夏共奏消浊化痰之功；"脾为生痰之源"，故以茯苓益脾化痰；泽泻能渗水泻湿而湿去痰化；香附为血中之气药，能通行血气，增强祛瘀化痰之力；山楂则具有行气散瘀、消食化痰之效。诸药共奏活血化痰、通脉降脂之功。

【方中按语】本病发病机制常多为肝肾阴虚，痰浊瘀血阻滞，还往往伴有其他疾病，治疗难度较大，疗程较长。

7. 首乌降脂汤

【原料组成】枸杞子 16 克，何首乌、熟地黄各 18 克，黄精、淫羊藿、生山楂各 28 克，泽泻 38 克。

【用量用法】水煎服，每日 1 剂，每日 2 次，早晚分服。

【主治功效】补益脾气。适用于老年高脂血症。

【方义简释】方中的何首乌、熟地黄、淫羊藿填精益肾，黄精补益脾气，泽泻助脾渗湿，生山楂化瘀消食。现代药理证实，何首乌是一味理想的抗动脉硬化的良药；枸杞子、淫羊藿均有减少血脂的作用；黄精有减少密度脂蛋白（LDL）的作用；泽泻能降低胆固醇的合成；山楂能提高对血浆总胆固醇（TC）的清除。

【方中按语】高三酰甘油血症是高脂血症中的一个类型，与动脉粥样硬化的产生密切相关，是心血管疾病的危险因素之一。其形成乃嗜食膏粱厚味，加之人体脾胃运化功能失常，致使水湿津液停聚于脏腑经络，久则生湿成痰，痰瘀互结。因此，治疗高三酰甘油血症，不仅要看到"痰湿"的一面，同时也要看到气血瘀滞的一面。临床实践证明，单纯的利湿消痰难于收效，而在利湿消痰的同时加用活血除滞之品，方能取得满意效果。

8. 滋养通脉饮

【原料组成】茵陈、泽泻各 24 克，何首乌、金樱子、决明子、生薏苡仁各 28 克，生山楂 18 克，柴胡、炒枳实、郁金各 11 克，大黄

（酒制）6克。

【用量用法】水煎服，每日1剂，加水600mL煎至（文火）300mL，分2次服。15天为1个疗程，一般服药1~3个疗程。

【主治功效】滋肝养肾，行滞泄浊。适用于高脂血症。

【方义简释】本方是采用补泻并施、标本兼顾的组方原则而拟定的。滋养通脉饮中用何首乌、金樱子补肝肾固精气；配泽泻、茵陈清利下焦湿热；以大黄、决明子通便润肠，导滞泄浊。全方补而不腻，固而不涩，行而不散，共奏降火滋阴、通脉行滞、泄浊洁腑之效。

【方中按语】高脂血症多发生于43岁以上的中老年人，此时肝肾亏损之象渐渐显露，或肾阳虚不能温煦脾阳，中土不运，痰浊内生；或肝郁气滞，木横侮土，脾运不健，酿生痰湿。治疗应补肾填精、化浊祛瘀，并根据临床症状随症加减，方能取得预期疗效。